LOS TESOROS
DE LA TIERRA

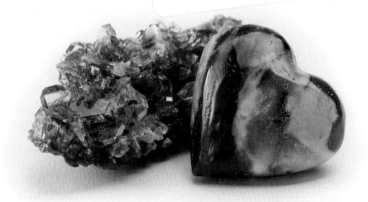

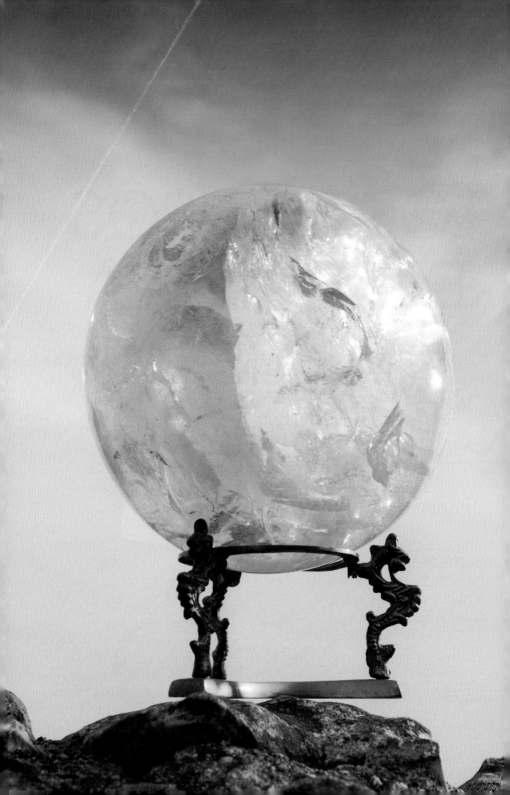

LOS TESOROS DE LA TIERRA

USO DE LOS CRISTALES PARA LA LIMPIEZA DE LA ENERGÍA PERSONAL, LA SANACIÓN DE LA TIERRA Y LA PROTECCIÓN DEL MEDIO AMBIENTE

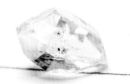

JUDY HALL

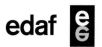

www.edaf.net

MADRID - MÉXICO - BUENOS AIRES - SAN JUAN - SANTIAGO

2014

Título original: Earth Blessings. Todos los derechos reservados, © Watkins Publishing Limited 2014
© 2014. Del texto: Judy Hall
© 2014. De esta edición, Editorial EDAF, S. L. U., por acuerdo con Iniciativas Empresariales Ilustrata, S. L., Barcelona, España
© 2014. De las fotografías, del diseño de cubierta e interior: Watkins Publishing Limited
© 2014. De esta traducción: M.ª Carmen Escudero

Adaptación y maquetación: Diseño y Control Gráfico S. L. U.

EDAF, S. L. U.
Jorge Juan, 68. 28009 Madrid
www.edaf.net
edaf@edaf.net

Algaba Ediciones, S.A. de C.V.
Calle 21, Poniente 3223, entre la 33 sur y la 35 sur
Colonia Belisario Domínguez
Puebla 72180, México
Teléfono: 52 22 22 11 13 87
edafmexicoclien@yahoo.com.mx

Edaf del Plata, S. A.
Chile, 2222
1227 - Buenos Aires (Argentina)
edafdelplata@edaf.net

Edaf Antillas/Forsa
Local 30, A-2
Zona Portuaria Puero Nuevo
San Juan PR00920
(787) 707-1792

Edaf Chile, S.A.
Coyancura, 2270 Oficina 914. Providencia
Santiago - Chile
edafchile@edaf.net

Primera edición: noviembre de 2014

ISBN: 978-84-414-3503-2
Depósito legal: M-30030-2014

PRINTED IN SPAIN   IMPRESO EN ESPAÑA
COFÁS

Sé humilde porque estás hecho de tierra.
Sé noble porque estás hecho de estrellas.
(Proverbio serbio)

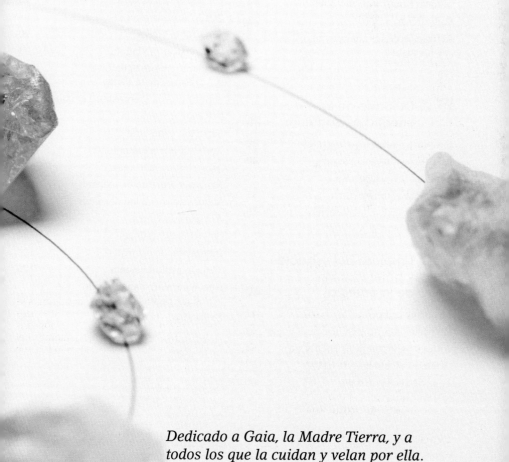

Dedicado a Gaia, la Madre Tierra, y a
todos los que la cuidan y velan por ella.

Contenidos

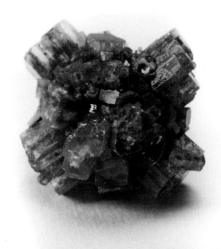

Un millón de mariposas de cristal

«AHORA es el momento de que empleemos los medios de solidaridad, humildad y conocimiento de los que disponemos para ayudar a los demás en nuestros viajes de sanación personales y planetarios. ¿Cómo podemos hacerlo cuando es tanto lo que hay por hacer? ¿Por dónde empezar? Por nuestro interior. Hemos de comenzar actuando en nuestro interior, con el fin de ser más felices, de estar más sanos y de encontrarnos en paz con nosotros mismos.»

John van Rees, 2011

Nuestro mundo sufre una metamorfosis constante. Inundaciones, terremotos, tsunamis, erupciones, cambios en las pautas de evolución climática y catástrofes medioambientales nos hacen ver que nuestro planeta está cambiando. Pero, a pesar de tal trastorno, es la propia Tierra la que nos da las herramientas que, en forma de cristales, pueden encauzar nuestros pensamientos y nuestras acciones hacia medios de una sanación positiva para el planeta y para nosotros mismos.

Este libro proporciona todos los medios para conocer tales herramientas y aprender a utilizarlas extrayendo el máximo beneficio. Son muchos los cristales que han formado parte de nuestro entorno durante milenios. En ese tiempo han renovado constantemente la tierra que pisamos y el ámbito en el que nos desenvolvemos. Por otra parte, algunos sorprendentes cristales de alta vibración han adquirido notoriedad por sí mismos. Todos nos pueden ayudar, no solo a sanar la Tierra, sino también a mejorar nuestro nivel de concienciación personal. Todos los cristales contribuyen a crear un espacio seguro y preservado en el que vivir.

Nuestro viaje hacia el reequilibrio a nivel planetario comienza con nuestra propia sanación, una de las estrategias más profundamente arraigadas que puede aplicarse para contribuir a que nuestro planeta actúe sobre nosotros, favoreciendo la generación de paz interior y la estabilización de nuestro bienestar (todo lo cual se aborda en el capítulo 2).

Creo que, si dirigimos nuestras energías hacia la consecución de una combinación de sanación personal y de la Tierra —apoyándose la una a la otra y trabajando de manera coordinada— podremos propiciar un cambio de orientación en nuestra conciencia colectiva que realmente nos abra los ojos a una nueva realidad en lo que respecta a nuestro planeta. Cada cual puede contribuir a este proceso de realineamiento de las propias energías terrestres y de recuperación de nuestro entorno. Nadie sabe cuál es la mejor forma de hacerlo; todos nosotros hemos de trabajar a nuestra manera y siguiendo nuestro propio ritmo. Ya se sea un experto conocedor de los cristales o alguien que se aproxima por primera vez al mundo de la sanación a través de ellos, cualquiera podrá siempre formar parte de la solución, al igual que yo misma o que cualquier otra persona.

Hace tiempo, tras una experiencia traumática que me afectó profundamente y me condujo a una etapa de introspección y reflexión kármica, tuve que mirar al enemigo a la cara, enfrentarme a mis demonios y dar rienda suelta a toda mi fuerza interior para encontrar la manera de recuperar mi centro de tranquilidad y equilibrio. Me hubiera sido útil disponer de mi piedra de ojo de huracán (o jaspe de Judy; v. página 141), pero la conocí después de que, en aquella ocasión, tuviera que hacer el trabajo por mí misma. En cualquier caso, esta experiencia negativa me hizo plantearme una serie de preguntas sobre el lugar que ocupamos en el mundo.

¿Podemos encontrar una forma de estar juntos? ¿Un modo de permanecer unidos en vez de divididos? ¿Podemos compartir abiertamente todo lo que sabemos y sin envidia, valorando en su justa medida la contribución de cada uno? ¿Podemos ser como mariposas revoloteando en pos de un nuevo universo? Después de todo, si nosotros no podemos, ¿quién podría?

He escrito este libro para crear una guía práctica para una comunidad de personas que compartan un alma común. Si, como se dice, cuando una mariposa bate sus alas en el Amazonas, es posible que se desencadene un huracán en el Caribe, no hay más que pensar en el modo en el que podrían cambiar nuestro mundo millones de mariposas de cristal batiendo sus alas al unísono. Pongámonos manos a la obra.

Que los cristales os bendigan
Judy Hall

Cómo hacer un mejor uso de este libro

Este libro tiene como base mis muchos años de experiencia en la utilización de cristales y mis visualizaciones y viajes enfocados a potenciar y mantener espacios despejados en las energías planetarias y personales. A lo largo de todo ese tiempo mis esquemas han ido evolucionando y algunos cristales se han convertido en mis preferidos. En este libro compartiré contigo mis descubrimientos y plantearé una serie de sugerencias para adaptarlos a cada situación y cada entorno.

El libro tiene como objetivo esencial servir de guía. En el curso de su lectura se hace alusión a la importancia del desarrollo de la propia intuición y de dejar que los cristales te hablen. Abre tus chakras de las palmas de las manos (v. páginas 24-25) y medita serenamente, sosteniendo un cristal antes de utilizarlo: deja que se comunique a través de tu cuerpo (sintiendo la energía) o con tu mente (por comunicación directa). No temas probar diferentes opciones: investiga diversas formas y combinaciones de cristales y aprende a *sentir* las energías que cada uno de ellos genera. Utiliza tus pies o tus manos para percibir la dirección en la que la energía fluye y los puntos en los que está bloqueada, y experimenta para notar el modo en el que el cristal la desbloquea. Tómalo como un juego alegre y divertido: amplía cada vez más tu interacción con los cristales y con la propia Tierra. Creo firmemente que, con la adecuada sinergia, y con una intención decidida y bien orientada, la energía terrestre y la resonancia de los cristales generan la forma de sanación más eficaz.

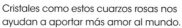
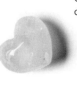
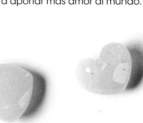
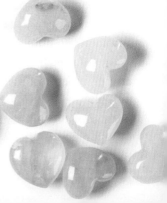

Cristales como estos cuarzos rosas nos ayudan a aportar más amor al mundo.

¿Que es la sanación con cristales?

Los cristales no proporcionan una «cura». Sanar con ellos es un modo de reajustar las energías, que elimina bloqueos y armoniza el todo con el fin de restablecer el equilibrio.

El capítulo 1 analiza los procesos de creación y formación de los cristales y los fundamentos que se ponen en juego cuando estos actúan. Partes esenciales de este proceso son la purificación y la activación de los cristales y la focalización de las intenciones. En este capítulo se muestra el modo en el que se abren los chakras de las palmas de las manos para descargar de la manera más rápida las energías de los cristales y determinar la colocación adecuada de los mismos. El capítulo 2 se centra en la sanación personal, que considero el único modo de abordar la sanación de la Tierra. Los capítulos 3 y 4 exponen los conceptos básicos referidos a los temas tratados en cada uno de ellos, incorporando después un análisis de sus aplicaciones específicas. He incluido ejemplos del modo en el que los cristales se han utilizado en situaciones reales y de la manera en la que pueden adaptarse sus disposiciones a los propósitos de cada persona. En las páginas 161-162 se incluye un glosario en el que se explican los términos que puedan tal vez resultar menos familiares.

El capítulo 5 es un «catálogo de cristales». Contiene fotografías y descripciones de 30 cristales que utilizo en la sanación de la Tierra (no son todos los disponibles, sino los que se cuentan entre mis favoritos). Algunos son fáciles de encontrar; otros requieren una búsqueda más minuciosa, aunque, siempre es posible usar la energía de la imagen representada en el libro si uno de ellos no se puede encontrar. Con el tiempo irás formando tu propio juego de aquellos cristales que consideres particularmente eficaces. Conviene optar por lo más sencillo. Las disposiciones de los cristales no deben ser complejas; a veces unos pocos bastan. Lo importante es encontrar aquellos que sean más idóneos para cada persona.

Los significados de la palabra «Tierra»

A lo largo del libro se habla tanto de «la Tierra» como de «la tierra». El término *Tierra* designa el nombre de nuestro planeta, mientras que *la tierra* es el suelo que pisamos y a su vez uno de los elementos de la Tierra. La Madre Tierra es Gaia, el alma del planeta, considerada en algunas culturas como un ser divino.

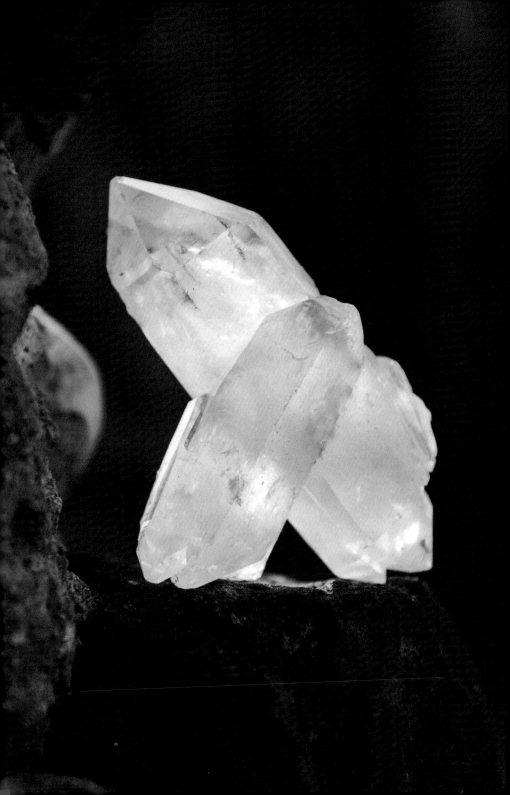

Capítulo uno

Los frutos de la tierra

Nuestro planeta está en un continuo movimiento dinámico, con permanentes flujos, cambios, expansiones y contracciones. En la antigüedad se consideraba que la Tierra estaba viva y se la identificaba de hecho con un ser viviente y que respiraba al que llamaron Gaia, la Madre Tierra. Los antiguos la honraban y veneraban los frutos de su cuerpo, los huesos cristalinos creados por un continuo proceso mágico de transformación geológica. Las piedras preciosas eran consideradas como manifestaciones de las deidades primigenias. La roca era inmutable, incorruptible y permanente, en contraste con la frágil incertidumbre de la condición humana, y creaba una interconexión entre los mundos de los visible y lo divino.

Este capítulo presenta los procesos esenciales para el trabajo con cristales y ayuda a comprender el modo en el que estos se forman y las razones por las que son excelentes transmisores de energía y restauradores del equilibrio.

Creación de cristales

Los cristales y las rocas de las que forman parte son materia estelar transformada, creada y recreada a través de una amplia diversidad de procesos, cada uno de los cuales afecta al modo en el que fluye la energía. Algunos cristales se solidificaron a partir de gases, otros se formaron por goteo y otros se constituyeron desarrollándose y reconfigurándose en estratos. Una parte de ellos se formó con tal rapidez que carecen de estructura cristalina interna. Las rocas sobre las que vivimos, o sobre las que se alzan las edificaciones o los lugares sagrados, ejercen un profundo efecto sobre la forma en la que la energía se desplaza por la tierra y sobre nuestra fisiología. La psicogeología, que estudia el efecto de la geología sobre la mente, indica que también pueden registrarse importantes repercusiones en el modo y la experiencia de vida.

El planeta Tierra evolucionó a partir de nubes de gases que contenían los minerales constituyentes de todas las formas de vida y toda la materia que en el existían.

Esas nubes se fueron condensando lentamente para formar una masa esférica incandescente. A medida que la esfera comenzaba a enfriarse, se fueron formando los cristales y rocas, a partir de los minerales y el magma presentes entre el núcleo central y la corteza. El magma –lava fundida– constituye la mayor parte de la masa de nuestro planeta y la corteza solidificada es en comparación tan fina como la piel de una manzana. Algunos minerales se acumularon en la corteza para formar conglomerados de cristales, en tanto que otros se endurecieron, configurando las rocas. Una serie de continuados procesos dio lugar a la transformación de las antiguas rocas.

El cuarzo produce campos de energía electromagnética que amplifican las corrientes energéticas naturales de la Tierra. Las rocas con alto contenido en cuarzo (granito, arenisca, cuarcita) o los minerales metálicos (de hierro, cobre, plata u oro) atraen, conducen y amplifican las energías telúricas (terrestres) creando lo que se conoce como campos de energía conductora. Por ejemplo, los afloramientos en forma de cúpula de naturaleza granítica y arenisca conducen una energía telúrica sinérgica, en patrones espirales oscilantes que culminan en la cima

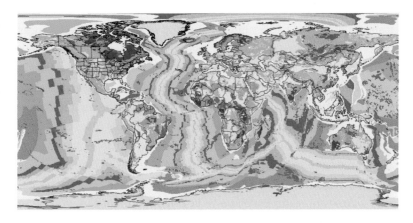

Representación de la composición geológica del mundo. Se aprecia cómo las líneas de roca fluyen a través de los continentes y bajo los océanos.

de la cúpula. Los canales de la roca se curvan sinuosamente entorno a la energía transmisora. La corriente que parte del granito rosa de Asuán, en Egipto, el más potente mineral paramagnético de todos los graníticos, se sumerge en las profundidades del océano, para volver a aflorar en Galveston, en Estados Unidos, desplazándose en dirección a Texas. Esta energía también se manifiesta en la India, en una forma de granito rosa más claro, pero de energía igualmente potente.

Rocas ígneas

Creaciones primarias constituidas a partir del material primigenio del universo y del magma del planeta, las rocas ígneas son las de mayor antigüedad. Sin embargo, pueden considerarse también las más jóvenes, puesto que el proceso a través del cual se generan continúa en la actualidad. Formadas cuando las nubes de polvo gaseoso cósmico inicial se condensaron, o cuando la lava fundida explotó o entró en ebullición el la corteza terrestre, las rocas ígneas reflejan bien la magnitud de las tensiones internas a las que estaba sujeto el globo terráqueo. Su proceso de creación, cargado de tensiones y receptor de una energía primaria inicial, implica una poderosa resonancia que ayuda a restaurar la estabilidad tras los cambios y a asimilar las energías. No obstante, en primer lugar las rocas ígneas favorecen el desarrollo de este cambio, estimulando los procesos de crecimiento y ayudando a sanar las cicatrices del pasado. El granito y el basalto se cuentan entre las rocas ígneas que transmiten con rapidez potentes corrientes geomagnéticas a lo largo del mundo. Numerosos cristales con gran capacidad de sanación son consecuencia de procesos ígneos. Cuando la lava era expulsada a través de las grietas de la corteza terrestre y se enfriaba con rapidez, se formaban cristales como el basalto o los jaspes. En los casos en los que el magma líquido se elevó hasta la corteza y se enfrió lentamente, se formaron cuarzo rosa y peridoto. El magma gaseoso en condiciones de alta presión se infiltró en las rocas huecas para formar amatista, turmalina y cuarzo ahumado. Por su parte, el aragonito, un poderoso sanador de la Tierra, se enfrió lentamente en fumarolas ocultas, dando lugar a cristales de bellas formas y atractivos colores. El granito, el basalto y el cuarzo ahumado son particularmente útiles para anclar las disposiciones a la Tierra y reparar su red electromagnética.

Rocas sedimentarias

Las rocas sedimentarias son rocas secundarias creadas a partir de partículas comprimidas y cementadas en estratos o combinadas con agua de lluvia y constituidas por efecto del goteo. Sus partículas pueden ser restos erosionados de antiguas rocas ígneas o residuos marinos o de otro tipo de materia orgánica. Rocas sedimentarias tales como la caliza o el yeso son fluidas pero compactas y permiten que la energía penetre en ellas libremente. Se trata de rocas antiguas, que conectan con los ciclos de la muerte, la degradación y la reencarnación. En cualquier caso, tanto las arcillas húmedas como las más duras calizas pueden retener y atenuar la energía, en tanto que el sílex la dirige y la asienta a través de canales precisos. La rodocrosita se formó por oxidación del manganeso, mientras que la estromatolita se constituyó a partir de capas alternas de cianobacterias y partículas sedimentarias de los fondos oceánicos. Por su parte, aguas con un elevado contenido mineral se condensaron para dar lugar a la selenita. Estos cristales de luz, de efecto calmante, contribuyen a afrontar la problemática de la supervivencia y de los ciclos de tiempo prolongados. Ayudan a comprender el efecto del entorno sobre la salud y el bienestar y a evitar los esquemas que creencias rígidos.

Rocas metamórficas

Las metamórficas son rocas de transformación asociadas a los procesos de formación de montañas y de configuración de las placas tectónicas del planeta. Su estructura se vio drásticamente redefinida por procesos químicos desarrollados en condiciones de elevadas presiones y temperaturas que afectaron a las rocas previamente existentes. Organizados en placas recristalizadas, que a su vez pueden presentar pliegues e inclinaciones, algunos de los más potentes cristales de transformación se encuentran en rocas metamórficas Entre los cristales metamórficos cabe mencionar la serpentina y el jade. Los integrantes de este grupo ayudan a aceptar la necesidad de cambios y transmutaciones en la vida, en especial en lo que respecta a la conformación y la experimentación que favorecen el desarrollo de la propia alma.

La geometría de los cristales

Amorfos   Sin estructura cristalina interna, los cristales amorfos, como por ejemplo los de obsidiana, permiten que la energía pase rápidamente a través de ellos.

Cúbicos   Con ejes orientados en ángulo recto entre sí, estos cristales, como los de halita, conectan con la energía y son estabilizadores, por lo que facilitan la reorganización.

Monoclínicos   Creados a partir de paralelogramos que dejan pasar fluidamente la energía, loa cristales monoclínicos, como la selenita, contribuyen a la purificación.

Triclínicos   Los cristales triclínicos, como el feldespato, ayudan a integrar y focalizar la energía.

Ortorrómbicos   Con diferentes ejes longitudinales, los cristales ortorrómbicos, como el aragonito, limpian y estabilizan eficazmente la energía.

Tetragonales   Los cristales tetragonales rectangulares, como el rutilo, absorben y transmutan la energía, aportando equilibrio y resolución.

Trigonales   Con red interna triangular, los cristales trigonales, como el cuarzo, generan, almacenan e irradian energía.

Hexagonales   Creados a partir de hexagramas tridimensionales, los cristales hexagonales, como la rodocrosita, ayudan a mantener el equilibrio energético.

El cuarzo es uno de los cristales más abundantes en el mundo y adopta múltiples formas.

Cuarzo

Las piezas de cuarzo, el más abundante de los cristales, pueden asimilarse a las células de los huesos y del cerebro de la Madre Tierra. De hecho, de la familia del cuarzo forman parte algunos de los cristales con mayor nivel de vibración que se conocen. El cuarzo se puede encontrar en rocas metamórficas, aunque su constitución no es consecuencia de un proceso de tipo metamórfico. Se trata de un mineral que se formó cuando los gases incandescentes derivados de los procesos ígneos desarrollados en el magma se enfriaron y se solidificaron, o bien se calentaron o se acumularon por goteo en una secuencia de crecimiento continuado. Su red cristalina interna, muy estructurada, no solo hace pasar a través de ella la energía con notable eficacia, sino que también la genera y la almacena, lo que hace que resulte de gran utilidad en la sanación lenta. La velocidad del enfriamiento y los minerales que se incorporan en el curso de este proceso determinan la configuración específica y la forma precisa que, como sucede en los demás cristales, asume el cuarzo.

La red cristalina

Un cristal queda definido por su estructura interna, constituida por una red de átomos que se repite de forma ordenada. Debido a las impurezas químicas, a la radiación, a las emisiones terrestres y solares y a las condiciones precisas de su formación, cada tipo de cristal presenta su propia «firma» y su propia red energética. Un cristal es simétrico a lo largo de un eje. Cada una de las caras enfrentadas presenta exactamente los mismos ángulos en cada lado. La estructura interna de cualquier formación cristalina es constante y no cambia Su alineación permite que la energía lo atraviese y ejerza un efecto de resonancia con los campos energéticos que lo rodean. Aunque numerosos cristales se pueden constituir a partir del mismo mineral o de la misma combinación de minerales, cada tipo cristaliza de modo diferente. La clase y la acción de un cristal quedan determinados por su geometría *interna*, no por su forma exterior.

Conceptos básicos

Resulta ciertamente tentadora la idea de aplicarse de inmediato al trabajo de sanación. Sin embargo, la experiencia con los cristales será mucho más productiva si se conocen antes los conceptos básicos referidos a ellos. Por ejemplo, los cristales son portadores de la energía de todos aquellos que los tocan, y muchos trasmiten vibraciones tóxicas, que requieren una limpieza regular. Los cristales desean cooperar contigo, por lo que resulta esencial establecer y expresar la intención oportuna en cada caso. Por último, también hay que tener en cuenta un pequeño secreto –el constituido por los chakras de las palmas de la manos–, que hará que el trabajo con los cristales sea mucho más potente.

La elección de tu cristal

Hay múltiples maneras por medio de las cuales es posible elegir los cristales (véanse las secciones dedicadas a la radiestesia de cristales y la apertura de los chakras de las manos, en este mismo capítulo). La intuición también es un factor a tener en cuenta a este respecto: basta con elegir el cristal que se perciba como más acorde para cada persona. A veces, es posible que sientas un hormigueo en las manos o los pies al pasar la palma de la mano o al coger el cristal, o que uno de quede adherido al sumergirlo en líquido. No hay un único cristal que sea perfecto para todos los ejercicios que se proponen en este libro: solo es necesario encontrar aquel que mejor se ajuste al trabajo que se vaya a realizar en cada momento.

Amor e intención

El hecho de actuar con una intención debidamente focalizada y con amor incondicional realmente incrementa las energías de los cristales y contribuye a optimizar el aprovechamiento de su potencial. Basta con que sostengas el cristal unos momentos y reafirmes tu intención. Verbalizar esa intención en tiempo presente proporciona una mayor potencia que proyectarla hacia el futuro. Es preferible afirmar «Mi intención es esta y así sucede» que «Así sucederá…», planteamiento que proyecta la intención en un futuro que tal vez no se manifieste. Al colocar tus cristales, debes hacerlo con un espíritu imbuido de amor y con intención clara.

Consagración, limpieza y recarga de los cristales

Antes de comenzar el trabajo con cristales, y después de terminarlo, es necesario limpiarlos, ya que de inmediato captan energías negativas. Sus energías pueden resultar dañadas desde el mismo proceso de su extracción. Las voladuras de las explotaciones mineras ejercen el mismo efecto sobre sus cuerpos etéreos que los que podrían producir en el nuestro. Invertir el tiempo conveniente en estabilizar los cristales y en restaurar su energía cuando se adquieren es un requisito previo, a fin de que desarrollen toda su capacidad cuando se trabaja con ellos. Límpialos, colócalos sobre un cuarzo o una cornalina ya regenerados, déjalos a la luz del Sol o a la luz de la Luna y dales tiempo para que se recuperen. Háblales, diles lo especiales que son y lo mucho que aprecias encargarte de su cuidado y pídeles que se unan a ti en la trascendental tarea de la sanación de la Tierra, comenzando por el lugar en el que se han formado. Si se ven afectados por energías negativas, un cristal de recarga adecuado resultará de utilidad (v. el apartado Recursos, en la página 163).

Si el cristal no se disgrega con facilidad, no es soluble o no presenta una estructura en capas, para limpiarlo basta con colocarlo unos momentos bajo agua corriente, preferiblemente que no sea agua del grifo. Sécalo y ponlo al Sol si ha sufrido algún daño o tensión. También se pueden añadir una o dos gotas de líquido limpiador a un spray que contenga agua de manantial, rociando con él el cristal. Este método es apropiado para los cristales que se pueden desmenuzar o que son solubles. Otra opción consiste en dejar el cristal cubierto de arroz inte-

Al colocar el cristal sobre una pieza mayor de cuarzo, cornalina o citrino, este se limpia y se recarga.

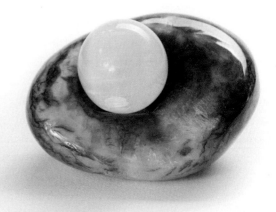

gral crudo durante una noche. Dado que la sal puede dañar los cristales friables o laminados, es preferible evitarla como limpiador. Sí se puede, en cambio, introducir el cristal en una bolsa con varias piezas de halita dejándolo en ella a lo largo de una noche. El cuarzo ahumado se emplea asimismo en la limpieza de la energía de los cristales, aunque él mismo también requiere una limpieza a su debido tiempo. El Sol recarga los cristales, de igual manera que la colocación de los mismos sobre cuarzo o citrino. También cabe la posibilidad de usar un cristal de recarga de distribución comercial.

Una vez que el cristal está limpio y recargado, dedica unos momentos a consagrarlo al mayor bien de todo aquello que entre en contacto con él, incluida la propia Tierra. Simplemente toma el cristal entre tus manos y di en voz alta:

> *«Consagro este cristal al mayor de todos los bienes. Puede transmitir flujo sanador a todos aquellos que entren en contacto con él y, sobre todo, a la Tierra».*

¿Cómo saber cuándo es completa la sanación?

Necesitas establecer tus propias señales, para lo cual es útil aplicar técnicas de radiestesia con los dedos (v. página 23). Es probable que se perciba un flujo de energía mientras la sanación está teniendo lugar y que dicho flujo remita de forma gradual o se interrumpa repentinamente una vez que la sanación se haya completado. Cuando la energía deje de fluir, los cristales se han de retirar, o bien se pueden mantener en su lugar, en caso de que se esté realizando una sanación de la Tierra, con colocación directa sobre el terreno o bien disponiendo los cristales sobre un mapa. Recuerda que siempre es necesario limpiarlos una vez realizado el trabajo.

Disposiciones

Al esquema específico de colocación de los cristales se le llamada disposición. Las disposiciones pueden seguir una pauta geométricamente cerrada, como en el caso del pentágono (v. página 46), o una de irradiación, como en la disposición en rayos de Sol (v. página 51).

Radiestesia

La radiestesia permite establecer con exactitud qué lugar debe ocupar un cristal en una determinada disposición o en un entorno preciso, además de ayudar a elegir el cristal más idóneo. Si se busca una línea de energía en un espacio, mediante la radiestesia con varillas se consigue, por ejemplo, que estas se inclinen o se entrecrucen cuando se encuentra dicha línea. También cabe la posibilidad de emplear la «radiestesia corporal». utilizando los chakras de las palmas de las manos o la parte inferior de los pies: el cuerpo experimenta una sensación de cosquilleo cuando la corriente de energía fluye por los brazos o las piernas.

Radiestesia con péndulo

- Sujeta el péndulo con la cadena enrollada con suavidad en la mano, dejando que cuelgue a una distancia aproximadamente equivalente a la anchura de la mano.
- Para establecer el «sí» y el «no», sostén el péndulo a la altura de la rodilla y formula la pregunta «¿Es [nombre] mi nombre?» El péndulo oscilará en círculos (hay que fijarse en la dirección del giro) o hacia atrás y hacia delante. Este movimiento corresponde al «sí». A continuación se repite la acción, utilizando un nombre falso. El movimiento consiguiente corresponderá al «no». La reacción equivalente a un «tal vez» puede ser un movimiento muy leve o lento.
- Una ves definidos el «sí» y el «no», se han de plantear otras dos preguntas: «¿Es este el cristal idóneo» y/o «¿Es este el lugar idóneo?»

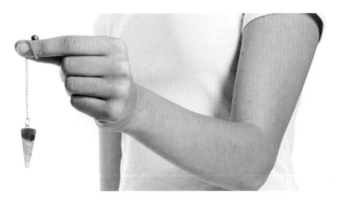

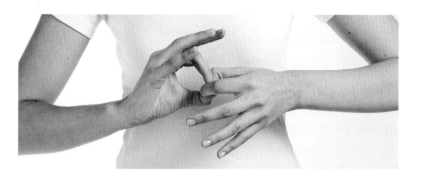

Radiestesia con los dedos

- Forma un círculo uniendo las puntas del pulgar y el índice de una mano.
- Coloca el pulgar y el índice de la otra mano unidos por dentro del círculo, cerca de la unión de los dedos.
- Plantea tu pregunta y aprieta con fuerza. Si el círculo se mantiene firme, la respuesta es «sí»; si tiende a relajarse la respuesta es «no».

Radiestesia con varillas

- Sujeta las varillas con suavidad, una en cada mano y apuntando con ellas hacia delante. Desplázalas hacia delante lentamente. Las varillas oscilan hacia dentro, se entrecruzan o se desplazan hacia fuera cuando detectan un vórtice o una línea de energía. Con la práctica, se llega a controlar los movimiento de «sí» o «no» para determinar si se ha localizado un campo de energía terrestre o una línea de agua, y así sucesivamente.

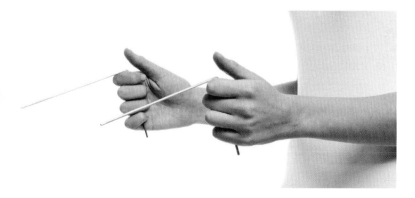

Activación de los chakras de las manos

Los chakras de las manos, o chakras palmares, son centros de energía situados en las palmas de las manos. Su apertura permite que *sientas* las energías de los cristales y la canalización de la sanación. Como todos los chakras, los de las manos reciben y emanan energía. Cuando están abiertos, absorben la energía del universo, de la Tierra o de los cristales. Esta energía fluye a través de tu campo energético y puede ser canalizada del modo más conveniente. Los chakras se sitúan en el centro de las palmas de las manos, si bien la energía es irradiada hacia las puntas de los dedos y asciende por los brazos. Cuando están abiertos y activados, se percibe en ellos una bola de energía pulsante entre las palmas.

Apertura de los chakras de las manos

1. Manteniendo los dedos doblados sin apretar, une las puntas de los dedos, con las palmas enfrentadas y las bases de las manos separadas.
2. Declara tu propósito de abrir los chakras de las manos. A continuación «balancea» cada mano, de forma que las bases de las mismas se toquen primero entre sí (con las puntas de los dedos separadas) y después las puntas vuelvan a unirse, separando las bases de las manos. Repite este movimiento de balanceo cinco o seis veces.
3. Separa las manos y centra la atención primero en la palma derecha y, a continuación, en la izquierda (o primero en la izquierda y luego en la derecha, si eres zurdo). Visualiza el modo en el que los chakras se abren como los pétalos de una flor y siente cómo comienzan a emanar calor y a cargarse de energía.
4. Vuelve a aproximar las manos y detente cuando percibas que la energía de las dos se une (con un poco de práctica se llega a abrir los chakras pensando simplemente en hacerlo).

Cierre de los chakras de las manos

Cuando haya concluido el trabajo con los cristales, lávate las manos o dobla los dedos hacia dentro para cerrar los chakras.

El protocolo de los cristales

Los cristales son seres vivientes dignos del mayor respeto y sus disposiciones generan poderosas matrices energéticas necesarias para crear y mantener esa energía. Trabajar con cristales o con sus disposiciones es necesario tener en cuenta una serie de cuestiones.

- Han de limpiarse antes y después de usarlos, como el entorno que los rodea. No golpear los cristales al limpiarlos, a fin de no transmitirles una energía que no sea pura. Usa agua de manantial o un limpiador de distribución comercial.
- Pide permiso a los guardianes y a los seres superiores antes de adoptar una disposición para los cristales, en especial en lugares sagrados o en sus inmediaciones. Crea la disposición en armonía con las necesidades de la Tierra, no con las de tu ego.
- Utiliza la radiestesia, o consigue toda la orientación que sea posible, para determinar cuáles son los cristales más acordes a cada disposición en particular. Las circunstancias cambian en virtud de cada disposición y de la persona que coloca los cristales.
- Las disposiciones captan y amplifican la negatividad, por lo que es importante evitar los comentarios ociosos y banales y los pensamiento tóxicos: mantén en todo momento la positividad.
- Liberada la energía nociva, no vuelvas a hablar de ella. Al hacerlo, puede presentarse de nuevo y el trabajo sea infructuoso.
- Completado el trabajo, retirar las disposiciones, o bien se puede expresar la intención de que solo permanezca en el emplazamiento la energía destinada a la consecución del mayor de los bienes.

LAS PUNTAS DE LOS CRISTALES

Las puntas de los cristales canalizan la energía en la dirección hacia la que se orientan. Abre los chakras de tus manos y sujeta en la palma de una de ellas el extremo en punta de un cristal. Siente las energías que irradian a tu interior. Deja el cristal plano sobre la mano y dirige su punta hacia la muñeca. Percibe la energía que fluye ascendiendo por tu brazo. Cambia la orientación de la punta y siente la variación del flujo. Por cuanto respecta a los agregados cristalinos, en ellos la energía se irradia en todas las direcciones a la vez.

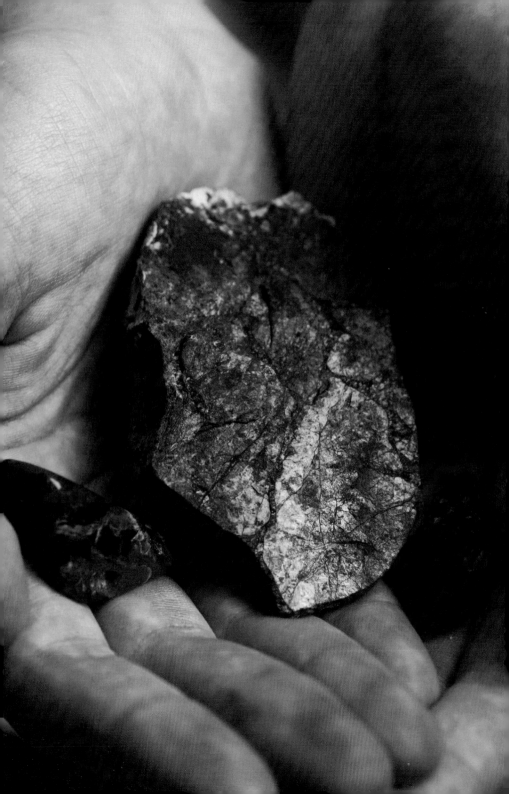

Capítulo dos

Cuidado de la energía personal

Para ayudar a la Tierra hemos de velar por nuestro cuerpo físico y, lo que es más importante, por nuestras energías sutiles. Mantenerte en calma, protegido y centrado en tu cuerpo, te sitúa en el «espacio» más idóneo para ayudar a los demás. Poder disponer de un sistema de filtro para garantizar que solo las energías beneficiosas llegan a nosotros supone que podremos actuar de la manera más eficaz en la vida cotidiana. Todo ello se puede conseguir si se mantiene limpio el sistema de chakras, para que pueda funcionar de la mejor forma posible. Hay una fuente de energía, el dantien (v. página 29), a la que puedes recurrir para potenciar tu capacidad de sanación y para aumentar tu nivel de energía. Hay, además, chakras adicionales que puedes abrir para mejorar tu conexión con las dimensiones superiores y con la Tierra.

Limpieza de nuestras energías

Como la Tierra, nuestro cuerpo tiene un sistema de energías sutiles que nos da la capacidad de actuar eficazmente a varios niveles cuando está sano y equilibrado. Este sistema está integrado por los chakras, las glándulas endocrinas y los sistemas de meridianos energéticos sutiles. Cuando las energías negativas, los pensamiento tóxicos y las emociones reprimidas prevalecen en el sistema de energías sutiles sobreviene la enfermedad.

Acentúa lo positivo

Tus pensamientos crean un campo de energía que puede ser positivo y constructivo, pero también negativo y destructivo. Para sanar la Tierra, se han de evitar los pensamientos y las personas tóxicas. Si constantemente te centras en lo negativo o en el temor, eso mismo es lo que atraes. Mantener los propios pensamientos enfocados hacia lo positivo es una de las maneras más sencillas de que la energía y el espacio que nos rodea permanezcan limpios. Constituir un campo de energía positiva hace que las energías sutiles sean poderosas o facilita la posibilidad de emitir pensamientos positivos y sanadores para la Tierra.

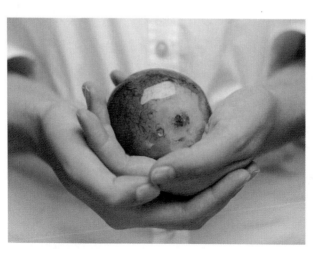

Al sostener una cornalina sobre tu dantien recargas tu energía.

Lleva contigo un cristal programado para proteger tus energías de las personas tóxicas (sostenlo en la mano con esa intención): la turmalina negra, el cuarzo ahumado o el Brandenberg son ideales para este fin. Limpia cuidadosamente el cristal todas las noches.

El centro de la energía: el dantien

El dantien, una pequeña esfera giratoria de energía, de movimiento lento y de unos dos dedos de ancho, situada bajo el ombligo, se vincula con el sistema nervioso autónomo y se asienta sobre el chakra sacro. En él es donde se almacena en el cuerpo la energía, o Chi (Qi). Si el dantien esta vacío o agotado, la energía creativa no funciona y la persona se siente a disgusto. El dantien puede consumirse si, durante la sanación, usas tu energía en vez de canalizar la de los cristales o si las personas o los espacios se sirven de tu energía. Adhiere los cristales a tu dantien para nutrirlo y activarlo, o coloca tus manos sobre él y respira profundamente. El poder del dantien puede amplificarse colocando sobre él un cristal muy energético, por ejemplo, una cornalina, un cuarzo sanador dorado o un jaspe abejorro.

El dantien es realmente un punto de anclaje que te conecta a la tierra. Antes de comenzar la sanación de la Tierra, detente un momento en pie con las piernas ligeramente separadas y las rodillas relajadas y un poco flexionadas, manteniendo las manos sobre el dantien. Conscientemente, establece una conexión desde el dantien a través de las de caderas, descendiendo por cada una de las piernas y por los pies hacia el chakra raíz y el chakra estrella de la tierra. Así, las conexiones se unen formando un cordón de energía que penetra profundamente en el suelo para penetrar hacia el núcleo del planeta. La energía de la Tierra puede fluir a través de este cordón transportando energía sanadora.

EL ESCUDO DE CRISTAL

Sostén un cristal protector; por ejemplo, una turmalina negra o una purpurita, colocado sobre el chakra de la palma de la mano. Siente cómo su energía se expande hasta envolverte en una gran burbuja. Perfila con la mente los bordes de esa burbuja y percibe cómo cristaliza hasta sentir que estás en el interior del cristal. Lleva el cristal contigo para recordar que estás protegido por tu escudo de cristal.

Armonización de la psique

Una disposición en lemniscata (figura en forma de ocho), en tu cuerpo y alrededor de él, purifica y armoniza la psique y sirve para asentarse suavemente y para fusionar la mente, las emociones, el cuerpo y el espíritu. Esta disposición resulta especialmente útil para ayudar a identificar los elementos nocivos procedentes del entorno exterior, restableciendo el equilibrio y aportando calma, de modo que la persona pueda abordar las acciones reparadoras oportunas y poner el marcha la sanación.

La disposición en lemniscata

Cristales: Preseli azulada, sanador dorado, Herkimer dorado o cuarzo dorado, cuarzo elestial ahumado o cuarzo ahumado

Una lemniscata encauza la energía en dirección descendente desde la fuente superior y en sentido ascendente desde la tierra, generando sinergia entre ambas. Esta sinergia puede alcanzarse solo con tres cristales colocados como muestra la imagen. Si lo deseas, puedes incorporar otros cristales de alta vibración (v. páginas 150-155), situándolos por encima de la cintura, para elevar el nivel de consciencia, y cristales de vibración terrestre (v. páginas 138-149) por debajo de ellos, a fin de anclar por completo la energía armonizada.

1. Busca un momento y un lugar en el que no te molesten.
2. Sostén los cristales en tus manos, afirmando tu propósito de que armonicen tu psique y serenen tu mente.
3. Siéntate en el suelo con las piernas extendidas hacia delante y con suficiente espacio a tu espalda, para poder tumbarte. Coloca el cuarzo elestial ahumando o el cuarzo ahumado bajo tu pie, desplazado a la izquierda.
4. A continuación, túmbate. Coloca el sanador dorado, el Herkimer dorado o el cuarzo dorado sobre tu dianten.
5. Sitúa el cristal de Preseli azulada por encima de tu cabeza, a la derecha.

6. Visualiza una figura en forma de ocho que vaya desde la Preseli azulada, pase por el centro en la piedra dorada y cruce hacia abajo en dirección al cuarzo ahumado y volviendo al centro por el lado opuesto (también puedes pedir a un amigo que establezca esta conexión para ti usando una varilla de cristal).

7. Mantente tumbado y sereno durante 10 o 15 minutos o hasta que dejes de percibir que la energía fluye a través de la lemniscata. Deja que la energía se asiente formando un escudo en torno a ti. Este escudo filtrará la energía que proceda del entorno exterior.

8. Siéntate despacio. Retira los cristales en orden inverso al de colocación. Siente el escudo de energía a tu alrededor. Ponte el pie y siente tus pies en conexión con la tierra.

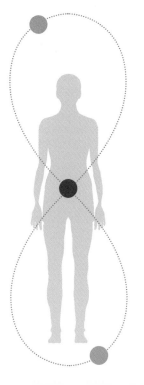

● Preseli azulada

● Sanador dorado, Herkimer dorado o cuarzo dorado

● Cuarzo elestial ahumado o cuarzo ahumado

Los chakras principales

Los chakras sirven como filtro entre las energías interiores y las energías del mundo exterior. Su limpieza es esencial para llevar a cabo con eficacia una sanación personal, del espacio o de la Tierra.

Por medio de ellos, el cuerpo físico queda vinculado a las energías sutiles del cuerpo etéreo. Mantienen los cuerpos físico y sutil en armonía. Un ojo intuitivo percibe que los chakras giran y oscilan y que los bloqueos de los mismos se aprecian como manchas negras o como «temblores» en su movimiento giratorio.

En la sanación con cristales a menudo empleamos los siete chakras principales mas el chakra raíz (de la tierra) situado bajo los pies (v. ilustración). Este último mantiene el cuerpo cómodamente asentado y ayuda a percibir la energía del lugar sobre el que se está. En la tabla de la página opuesta se enumeran cada uno de estos chakras, su posición, su función y los cristales asociados a ellos. La tabla puede resultar de utilidad para elegir los cristales que se vayan a utilizar en una sanación.

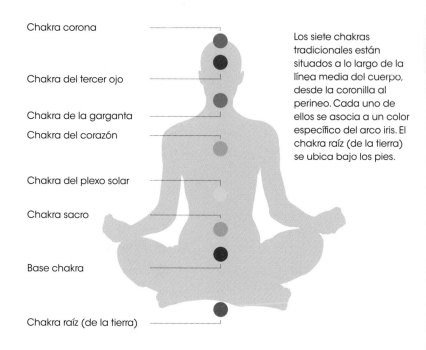

Chakra corona

Chakra del tercer ojo

Chakra de la garganta

Chakra del corazón

Chakra del plexo solar

Chakra sacro

Base chakra

Chakra raíz (de la tierra)

Los siete chakras tradicionales están situados a lo largo de la línea media del cuerpo, desde la coronilla al perineo. Cada uno de ellos se asocia a un color específico del arco iris. El chakra raíz (de la tierra) se ubica bajo los pies.

Disposición para la limpieza de los chakras principales

Cristales: localiza, intuye o aprovecha las asociaciones de color de los chakras tradicionales (v. más adelante) para determinar cuáles son las piedras más apropiadas, o bien coloca un cristal de halita para conseguir una limpieza más rápida de esos chakras, o un sanador dorado para recargarlos en poco tiempo. Limpia los cristales antes de comenzar.

1. Túmbate cómodamente en un lugar en el que no te molesten. Mantén los cristales en tus manos y afirma tu objetivo de que limpien y reequilibren tus chakras.
2. Coloca un cuarzo ahumado u otro cristal apropiado entre tus pies, algo por debajo de ellos. Visualiza la energía que irradia desde el cristal al chakra raíz (de la tierra) durante 1 o 2 minutos. Percibe que el chakra se está limpiando y que su rotación se está regulando. Deja el cristal situado en esa localización.

La descripción continúa en la página siguiente ▶

33

Los chakras principales

Chakra	Posición	Función	Cristales
Raíz (de la tierra)	Bajo los pies	Asentamiento y protección	Sílex/ cuarzo ahumado
Base	Perineo		Malaquita/ menalita
Sacro	Bajo el ombligo	Creación y activación	Jaspe abejorro Tangerine Dream
Plexo solar	Por encima del ombligo	Protección, sentimiento	Citrino/sanador dorado
Corazón	Sobre el corazón	Sanación de la tensión emocional, emanación de amor	Cuarzo rosa/ rodocrosita
Garganta	Laringe	Comunicación, expresión de uno mismo	Herkimer dorado
Tercer ojo	Centro de la frente	Armonización metafísica y visión interior	Anandalita®/Preseli azulada
Corona	Parte superior de la cabeza	Apertura de la intuición y mayor concienciación	Selenita/cuarzo espíritu

3. Coloca un cristal idóneo sobre tu chakra base. Visualiza la energía que irradia del cristal hacia este chakra, como en el caso anterior.

4. Sitúa un cristal apropiado sobre tu chakra sacro, inmediatamente por debajo del ombligo y vuelve a percibir el proceso de limpieza.

5. Repite la operación en los restantes chakras: coloca cristales adecuados en los chakras del plexo solar, el corazón, la garganta, el tercer ojo y el chakra corona, percibiendo en cada caso el proceso de limpieza.

6. Permanece tumbado unos momentos y siente cómo los cristales renuevan la energía de los chakras y cómo esa energía se irradia a todo tu ser.

7. Cuando estés preparado, centra la atención lentamente en la línea media del cuerpo, desde las plantas de los pies en sentido ascendente, percibiendo el equilibrio y la armonía de cada chakra a medida que tu atención se concentra en cada uno de ellos.

8. Recoge los cristales comenzando por el colocado en la coronilla. Al llegar al chakra raíz, percibe el cordón que te une a la tierra.

9. Una vez terminado el proceso, limpia cuidadosamente las piedras.

LA APERTURA DEL CHAKRA RAÍZ

Este sencillo ejercicio te conectará instantáneamente al planeta. Utilízalo siempre que comiences una sesión de sanación, con objeto de optimizar el grado de energía sanadora y el mantenimiento de la conexión con la tierra.

Concéntrate en las plantas de tus pies. Respira profundamente dirigiendo la energía hacia los pies. Exhala el aire con lentitud. Imagina que de cada pie surgen raíces que te arraigan en la tierra. Bajo tus pies, las dos raíces se unen para constituir un sólido vínculo El punto en el que se unen señala tu chakra raíz (o de la tierra). Esta raíz penetra en el terreno a través del ser del cristal, que respira alrededor de cada 100 años. Atraviesa el magma fundido incandescente que provee de energía al planeta hasta alcanzar un enorme cristal que palpita en el centro del planeta. Esta raíz conduce con suavidad a la encarnación. Cuando tu chakra raíz está abierto, la energía puede pasar a través de él y tú puedes hacer que la energía fluya hacia la Tierra.

Los chakras intermedios

Hay dos chakras poco conocidos, el chakra del bazo y el de la vida pasada, que pueden influir de forma radical en el modo en el que funcionan tus energías.

El chakra del bazo

Situado bajo la axila izquierda, el chakra del bazo es el lugar en el que se alojan los ganchos energéticos que protegen de los «vampiros psíquicos», personas necesitadas de energía que, consciente o inconscientemente, captan tus energías. En estado de equilibrio este chakra está altamente automotivado y lleno de energía.

El chakra de la vida pasada

Situado detrás de los oídos, a lo largo de la cresta ósea del cráneo, este chakra proporciona sabiduría, capacidad y conocimiento instintivo. Es también el centro en el que las iniciativas no concluidas, las promesas incumplidas, el bagaje emocional y las creencias más arraigadas generan interferencia energética. La restauración de este chakra para optimizar el funcionamiento energético acelera la apertura de los chakras de alta vibración (v. página 36).

Limpieza de los chakras intermedios

Para limpiar el chakra del bazo, debe colocarse un cristal de ojo de huracán, aventurina verde, jade verde o hematites bajo la axila izquierda. El cristal se ha de girar en sentido antihorario para extraer los ganchos energéticos. El cristal se sostiene plano sobre el chakra a fin de sanarlo y sellarlo.

Para limpiar los chakras de la vida pasada, masajea la zona de la cresta craneal con tu cristal (Brandenberg, estromatolita, jaspe Kambaba, Preseli azulada o sanador dorado) o bien con los dedos. Coloca un cristal en cada oído y otro en la base del cráneo. Expresa tu objetivo de que los cristales disuelvan los efectos negativos del pasado.

Los chakras de alta vibración

Los chakras de alta vibración actúan en el intervalo de frecuencias vibratorias más alto de la escala de vibración de los chakras básicos. Se abren para conectarte con las multidimensiones y la conciencia expandida y se activan con piedras de alta vibración. Estos chakras se abren y se limpian de uno en uno, y cada uno se asienta antes de abrir el siguiente. Concluida la sanación, pueden ser expuestos a sutiles interferencias que a veces dificultan los intentos de tratar los problemas del día a día. Cuando se abren y se cierran bien, estos chakras armonizan las vibraciones energéticas, generando efectos positivos (a veces se abren de forma espontánea).

Chakra estrella de la tierra

Posición: bajo los pies, más allá del chakra raíz.

Cualidad: conexión material.

Efecto positivo: asentamiento y conexión a la tierra, práctico; ayuda a operar bien en la realidad y a conectar con el alma del planeta.

Efecto negativo: desconexión con la tierra; hace que se capte fácilmente la negatividad o que se sea influido de modo excesivo por los espíritus del lugar, por almas perdidas o por episodios traumáticos.

Cristales reguladores: aragonito, turmalina negra, cuarzo elestial ahumado, ojo de huracán, sílex, granito, halita, rodonita, cuarzo ahumado.

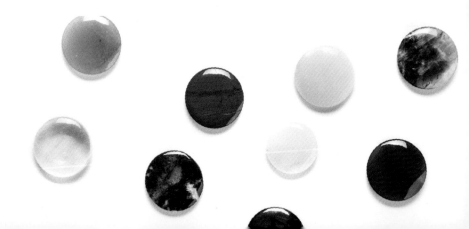

Chakra semilla del corazón

Posición: base del esternón.

Cualidad: te recuerda que eres un alma eterna.

Efecto positivo: te conecta al plan divino; eleva la conciencia de la razón de tu reencarnación; te capacita para manifestar tu potencial.

Efecto negativo: te hace sentir desarraigado, sin objetivos o afectado por actividades incompletas o kármicas; y parte de tu alma en otras dimensiones.

Cristales reguladores: anandalita®, Brandenberg. ojo de huracán, perumar®, rodocrosita, cuarzo rosa.

Chakra del corazón superior

Posición: punto medio entre el corazón y la garganta.

Cualidad: amor incondicional.

Efecto positivo: te hace más propenso al perdón y la aceptación, más conectado espiritualmente y más autónomo.

Efecto negativo: aumenta la desconexión espiritual, la aflicción y la necesidad; te sientes excesivamente apegado a quienes te guían y te aconsejan y demasiado influido por las «almas perdidas» o «almas cambiadas» *(walk-ins)*, que asumen el control de tu cuerpo físico.

Cristales reguladores: anandalita®, ojo de huracán, cuarzo espíritu.

Chakra soma

Posición: por encima de las cejas, en la línea de nacimiento del cabello.

Cualidad: conexión espiritual.

Efecto positivo: aumentan la percepción espiritual y la consciencia de la conexión de la propia alma.

Efecto negativo: interrumpe la conexión espiritual.

Cristales reguladores: diamante Herkimer, Preseli azulada, purpurita, cuarzo trigonal.

Chakra estrella del alma

Posición: por encima de la cabeza.

Cualidad: enriquecimiento e iluminación espiritual.

Efecto positivo: proporciona la definitiva conexión del alma y una perspectiva objetiva del pasado; conciencia mística, servicio a la humanidad.

Efecto negativo: da arrogancia espiritual, división del alma o complejo de Mesías (usando la propia energía para controlar a los demás).

Cristales reguladores: anandalita®, Brandenberg, cuarzo espíritu, cuarzo lemuriano Tangerine Dream, cuarzo trigonal.

Chakra puerta estelar

Posición: por encima de la estrella del alma.

Cualidad: puerta de acceso cósmico a otros mundos.

Efecto positivo: ofrece acceso multidimensional y expande la conciencia; favorece la comunicación con seres iluminados.

Efecto negativo: desintegración; se está expuesto a desintegración cósmica y a incapacidad para actuar en el mundo.

Cristales reguladores: anandalita®, Brandenberg, cuarzo espíritu, cristal fuego y hielo, cuarzo trigonal.

Chakra alta mayor

Posición: interior del cráneo.

Cualidad: conciencia cósmica.

Efecto positivo: activa el cuerpo de luz que transporta la conciencia expandida y conecta con los mundos multidimensionales.

Efecto negativo: recuerdos de una memoria antigua y ancestral que pueden proyectarse hacia los demás en la vida diaria; el chakra puede albergar datos de la desintegración traumática de antiguas civilizaciones.

Cristales reguladores: anandalita®, cuarzo Green Ridge, sanador dorado, diamante Herkimer, Preseli azulada, purpurita, mayanita arco iris, cuarzo elestial ahumado, cuarzo trigonal.

Nota: la activación y la limpieza de este chakra puede volver a plantear viejas ansiedades y resentimientos. No obstante, es necesario sentir y conocer que puede suceder y que suceda, a fin de fijar una nueva frecuencia de energía en la Tierra.

Antes de un trabajo de sanación, es necesario abrir los chakras superiores. Si se está limpiando la vida pasada en un lugar determinado, se ha de abrir el chakra de la vida pasada (v. página 35). Concluida la sanación se cerrarán los chakras, aunque dejando abierto el chakra estrella de la tierra como medio de conexión a la misma.

Disposición de los chakras de alta vibración

Esta disposición ha de llevarse a cabo en etapas cortas hasta conseguir su limpieza y tener un control de ellas. Usa la radiestesia o tu intuición para elegir el cristal regulador. Limpia tus cristales antes de comenzar.

1. Túmbate en un lugar en el que no te molesten. Para activar la estrella de la tierra, sitúa uno de tus cristales unos 30 cm por debajo de tus pies. Para activar el chakra semilla del corazón, colócate un cristal en la base del esternón y, para activar el chakra corazón superior dispón otro de sus cristales entre tu corazón físico y tu garganta.

2. Siente cómo el chakra del corazón de tres cavidades se abre y se integra a medida que se fusionan el corazón, la semilla del corazón y el corazón superior.

3. Para activar el chakra soma, coloca una piedra en el centro de la línea de nacimiento del cabello, sobre las cejas. Abre la estrella del alma, con un cristal regulador situado por encima de la cabeza, apuntando hacia abajo.

4. Para activar la puerta estelar, intenta alcanzar el punto más alejado que sea posible por encima de tu cabeza y coloca uno de sus cristales apuntando hacia abajo.

5. Por último, para abrir el chakra alta mayor, coloca un cristal en el hueco de la nuca, o bien dispón sendos cristales uno a cada lado de la cabeza.

6. Permanece tumbado y en calma, dejando que las energías se atenúen a medida que limpian y activan los chakras superiores.

7. Practica la apertura y el cierre de estos chakras hasta que queden bajo tu control consciente. Ello se puede hacer sencillamente visualizando corolas de pétalos de flores que se abren y se cierran, Sin embargo, al principio, es posible que para cerrar cada chakra sea necesario retirar el cristal correspondiente y colocar la mano sobre el lugar que este ocupaba.

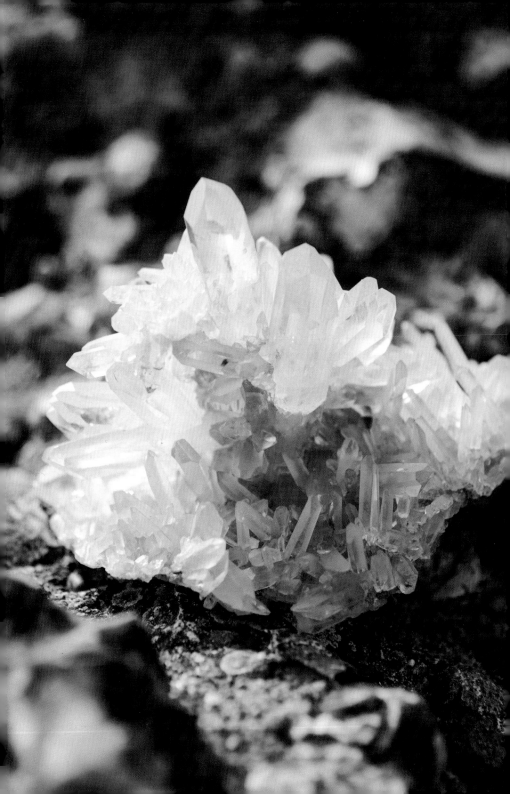

Limpieza del espacio y potenciación de la energía

Para que en un trabajo de sanación se obtengan los mejores resultados, tu propia energía y la del espacio en el que vives y te desenvuelves han de estar limpias y ser «altas». De este modo, será posible que expandas con seguridad tu conciencia, conectando no solo con las energías de la tierra sobre la que pisan tus pies, sino también con la energía interdimensional de alta frecuencia. Las disposiciones de los cristales son particularmente útiles para mantener en condiciones idóneas tu espacio energético. La red que cada disposición crea capta energía, que puede ser transformada antes de volver a ser irradiada al espacio circundante. Los altares también ayudan a crear un espacio sagrado en el que vivir y actuar. En este capítulo se exponen las diferentes disposiciones que te ayudarán a incrementar las vibraciones en tu entorno, así como un conjunto de útiles técnicas para hacer frente a vecinos ruidosos, edificios «enfermos» y otros problemas similares relacionados con el espacio.

Las disposiciones

La ordenación de piedras colocadas en unas disposiciones geométricas crea una red de energía que limpia, protege y carga el espacio en el que están. Lo más sencillo para crear esa red en una habitación de otro espacio es colocar un cristal en cada ángulo. Pero a continuación exponen otras disposiciones.

Creación de un circuito de energía a partir de una disposición

Cada disposición establece un «circuito» que irradia energía. En la mayor parte de las disposiciones, en especial si están cerradas geométricamente, formando, por ejemplo, un triángulo o una estrella, las líneas de fuerza en el circuito (o red) de energía necesitan unirse, de modo que engloben por completo un espacio, sin discontinuidades . Las líneas han de mantener una conexión ininterrumpida. Así pues, si el espacio que se desea sanar implica que las líneas de fuerza deben atravesar paredes u objetos sólidos, se han de usar una varita de cristal o el poder mental para interconectar la red.

Si una alineación tiene un eje largo, después de disponer la red energética es necesario comprobar que los ejes están rectos. Para disposiciones en espacios reducidos es posible emplear una regla.

GEOMETRÍA SAGRADA

La geometría sagrada se basa en formas naturales, relaciones armoniosas y reconocimiento de patrones innatos. Los griegos creían que los dioses crearon el universo siguiendo un plan geométrico de base. Consideraban que las formas geométricas representan las pautas básicas de la existencia y están dotadas de energías universales, muy potentes. Podemos utilizar dichas energías en la limpieza de espacios y en la sanación de la Tierra. La geometría sagrada abre nuevas resonancias y frecuencias de energía y nos recuerda que formamos parte de un todo sagrado. La antigua máxima de los esotéricos herméticos, «como es arriba es abajo, como es adentro es afuera», tiene aplicación en la naturaleza y el universo. Si puedes sanar una pequeña parte –en especial de ti mismo–, estás contribuyendo a equilibrar el todo.

Para las más grandes, se puede utilizar un palo de escoba (v. fotografía inferior). Si es necesario, las posiciones de los cristales se pueden ajustar hasta que la alineación sea perfecta. Las disposiciones radiales, como la de espiral (v. página 49), no son cerradas y se ponen en movimiento por medio de la intención (conviene recordar que las puntas de los cristales canalizan la energía en la dirección que señalan, por lo que es necesario situarlas orientándolas hacia el siguiente punto de la disposición).

Deconstrucción de una disposición

Cuando una disposición ha concluido su función, las piedras deben retirarse en orden inverso al de colocación. Rocía el espacio con un limpiador de cristales de distribución comercial, quema una varita de incienso o esparce sal o halita. Ciertos patrones de energía son muy potentes, particularmente si se emplean piedras de alta vibración. Al retirar las restantes piedras, agita y elimina la energía excedente, expresando la intención de que solo permanezca aquella que actúe para el más alto de los bienes. He comprobado que para la deconstrucción de las redes de alta vibración, los medios más eficaces de eliminación de energía residual son los crótalos tibetanos y la esencia Petaltone Z14. Se pueden dejar algunas improntas energéticas en el lugar, ya que a veces resultan beneficiosas. Para ello son válidos el recurso a la radiestesia o el uso de la propia intuición.

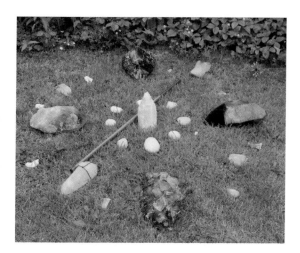

Un palo de escoba o una fotografía pueden ayudar a comprobar la alineación de una disposición de gran tamaño (si se usa una foto hay que tener en cuenta la posible distorsión producida por el enfoque de la cámara). Esta disposición necesita que se realicen ajustes en ella.

Disposición en triángulo

FUNCIÓN: generación de vínculos, protección, limpieza

Para esta disposición solo son necesarios tres cristales, que forman un triángulo con uno en cada vértice. La triangulación funciona bien como forma de preservar la energía positiva, neutralizar la negativa y aportar vibraciones positivas. La energía irradia desde ambos lados, así como por encima y por debajo de la figura. Coloca un cristal en el centro de una pared o un espacio y los otros dos en la pared o el espacio opuestos, formando ángulos iguales, si es posible. Para reforzar la red, conecta los tres puntos con una varita o con el poder de tu mente.

La colocación de un cristal en cada vértice de un triángulo crea una red estabilizadora multidimensional. Esta disposición está formada por cristales de ojo de huracán.

Disposición en forma de estrella de David

FUNCIÓN: protección, transmutación, atracción y bloqueo de energía

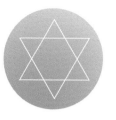

Constituida por dos triángulos superpuestos, invertidos uno con respecto al otro, la disposición en forma de estrella de David se aplica tradicionalmente con funciones de protección. Es excelente para neutralizar los deseos negativos (la turmalina negra es un magnífico recurso para esta finalidad). Dispón las piedras empezando por el vértice inferior del primer triángulo para bloquear las energías y une los otros vértices de ese triangulo con una varita de cristal. Desde el vértice superior del otro triángulo atrae hacia abajo las energías beneficiosas. Une de nuevo los vértices. Limpia la estrella a diario (v. páginas 19-21). Invierte el proceso para atraer las energías beneficiosas a un área, antes de bloquearlas.

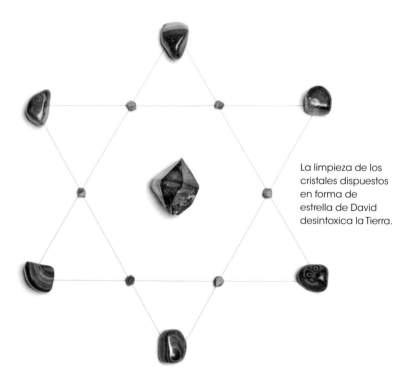

La limpieza de los cristales dispuestos en forma de estrella de David desintoxica la Tierra.

Disposición en pentángulo

FUNCIÓN: limpieza de espacios, protección, potenciación de la energía

Un pentángulo o estrella de cinco puntas, también llamado *pentáculo* o *pentalfa,* se traza señalándolo con una línea de energía continua. Esta disposición resulta particularmente útil cuando se trabaja sobre mapas y también ofrece protección y limpieza de espacios, evoca el amor y la sanación y potencia tu energía o la energía de un lugar. Sigue la dirección de las líneas del diagrama al colocar los cristales y recuerda que es necesario completar el circuito hasta el punto de partida, uniendo el conjunto de la disposición con una varita de cristal. El pentángulo también puede colocarse invertido para atraer la energía hacia una determinada área.

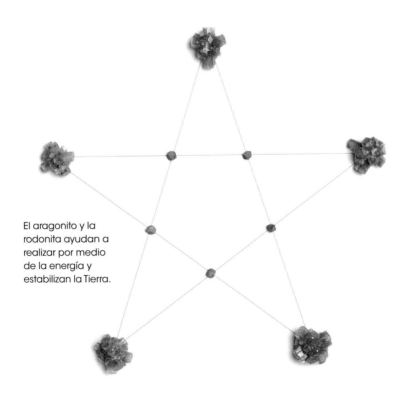

El aragonito y la rodonita ayudan a realizar por medio de la energía y estabilizan la Tierra.

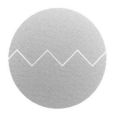

Disposición en zig-zag

FUNCIÓN: limpieza, unión de las localizaciones de la energía

Formada por una sucesión de triángulos abiertos, la disposición en zig-zag es un modo eficaz de limpiar la energía de un espacio. Resulta particularmente útil para sanar áreas en las que está presente el denominado síndrome del edificio enfermo o con contaminación ambiental., aunque también vincula y une las localizaciones de energía. Coloca tus cristales como se muestra en la ilustración inferior. Puedes emplear un único tipo de cristal, por ejemplo, turmalina negra o cuarzo ahumado para absorber la toxicidad de la energía, o bien puedes alternar estos cristales con otros como los de selenita, a fin de aportar luz. Limpia esta disposición con regularidad (v. páginas 19-21).

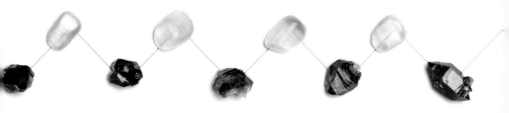

Los cristales de selenita dispuestos en zig-zag sobre los de cuarzo ahumado purifican los espacios.

Disposición en lemniscata

FUNCIÓN: integración, transferencia de la energía de arriba abajo y de abajo arriba

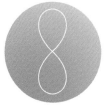

La disposición en lemniscata (figura en forma de ocho) atrae la energía espiritual a un determinado lugar y ejerce un efecto sinérgico con la energía de la tierra para crear un equilibrio perfecto. Coloca una piedra adecuada en el centro de la lemniscata. Sitúa piedras de alta vibración por encima del punto central en dirección a la corona y volviendo de nuevo al centro en sentido descendente. Dispón piedras de conexión a la tierra en la parte inferior. Los cristales pueden mantenerse separados a igual distancia oponiéndose unos a otros, aunque su potencia es mayor cuando están compensados, ya que de este modo se altera sutilmente la red de energía. Completa el circuito haciendo que la figura de ocho converja en la primera piedra que se colocó.

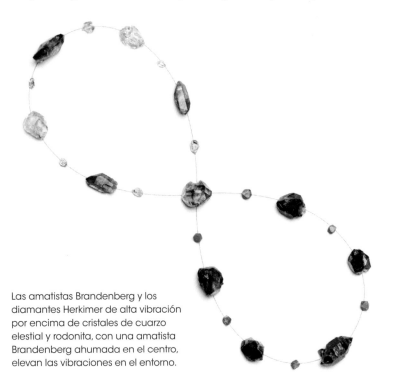

Las amatistas Brandenberg y los diamantes Herkimer de alta vibración por encima de cristales de cuarzo elestial y rodonita, con una amatista Brandenberg ahumada en el centro, elevan las vibraciones en el entorno.

Disposición en espiral

FUNCIÓN: recarga energética, limpieza, irradiación

Dependiendo del modo en el que se coloque, la espiral atrae la energía hacia el centro (si un cristal se sitúa en la parte superior de la misma al comenzar la disposición) o la irradia hacia fuerza (si el primer cristal se coloca en el punto central). Utiliza la radiestesia o tu propia intuición para comprobar si es preferible establecer una disposición en espiral en sentido horario o antihorario y el número de cristales que son necesarios. Una vez completado el circuito (v. páginas 42-43), no se deben unir los extremos retrocediendo al primer cristal colocado. La espiral puede irradiar energía hacia fuera o concentrarla hacia el centro. También es posible utilizar una espiral de múltiples brazos (v. página 109).

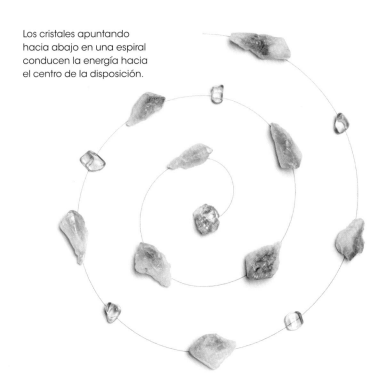

Los cristales apuntando hacia abajo en una espiral conducen la energía hacia el centro de la disposición.

Disposición en forma de flor de la vida

FUNCIÓN: unificación, irradiación de energía sanadora

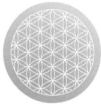

La flor de la vida comprende plantillas de los cinco sólidos platónicos, es decir, de los patrones primigenios que se forman en los cristales –y en todo lugar–. Para los antiguos griegos estos sólidos simbolizaban los elementos: fuego, tierra, aire, agua y espíritu (o éter). Esta disposición se denomina flor de la vida debido a que incluye los elementos constitutivos de la vida en su forma perfecta. La flor de la vida resulta útil como trasfondo para disposiciones en las que el patrón diseñado y los cristales funcionan de modo conjunto para irradiar energía sanadora a todo el mundo.

Los cristales pueden colocarse en una disposición en forma de flor de la vida siguiendo cualquier pauta que percibas como idónea para tus propósitos.

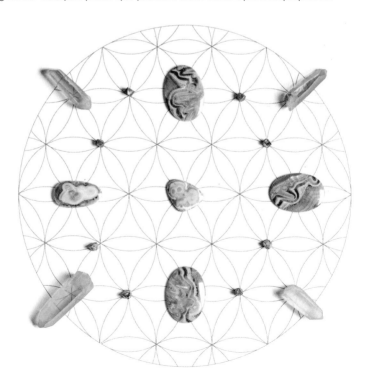

Disposición en rayos de sol

FUNCIÓN: irradiación de energía

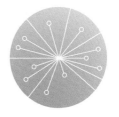

Una disposición radiante en forma de rayos de Sol carga de energía toda un área. Resulta particularmente útil para incrementar la energía de la Tierra, utilizando en este caso un mapa, aunque también se puede situar sobre el suelo (v. páginas 97-99) o enterrada bajo él si se pretende establecer una disposición permanente. Aunque es habitual que esta disposición se inicie en el centro, expandiéndose de dentro afuera, a veces resulta conveniente utilizar la radiestesia para definir las ubicaciones. Por ejemplo, es posible que sea necesario disponer en primer lugar una alineación central o colocar los cristales de manera que atraigan energía. Siempre se pueden efectuar ajustes que afinen la sintonización de las energías. En este caso no es necesario completar el circuito, puesto que la intención es irradiar la energía hacia fuera, tan ampliamente como sea posible.

Los cristales lemurianos Tangerine Dream alrededor de un diamante Herkimer irradian energía a todo el entorno.

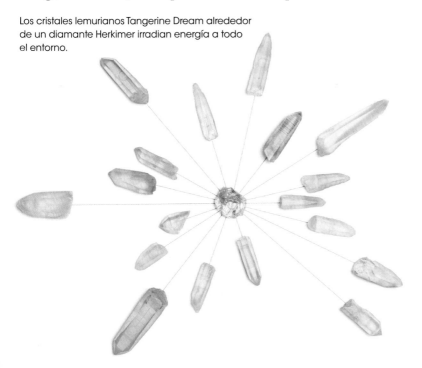

Disposiciones de cristales en el hogar

Las disposiciones no han de ser extensas o cubrir un área completa para ser eficaces. Es posible colocar pequeños cristales en disposiciones de protección y limpieza (de triángulo, pentángulo o zig-zag, o disposiciones energizantes, como de espiral o de Sol) en los espacios más reducidos de la casa.

Algunos cristales de alta vibración pueden ser costosos, por lo que en una disposición pequeña conviene usar solo uno de ellos como centro, añadiendo puntas de cuarzo que surjan de él para amplificar y canalizar la energía hacia el exterior. Se puede dejar este tipo de disposiciones colocadas períodos prolongados, pero hay que limpiarlas con frecuencia. Si el espacio está contaminado con niebla electromagnética (electrosmog) o tensión geopática, deben emplearse cristales de tierra las coloraciones más oscuras o diamantes Herkimer. Cuando la contaminación procede de una fuente de radiación poco intensa, es posible probar una disposición en zig-zag de malaquita. Los cristales brillantes como el citrino se caracterizan por poder atraer la abundancia y el cuarzo rosa más amor.

Soluciones con una sola piedra

Si tu espacio es muy limitado, pueden mantener limpias y transparentes las energías de tu hogar (o tu trabajo) colocando un solo cristal, por ejemplo, cuarzo elestial, diamante Herkimer o selenita, cerca de la puerta de entrada. De esta manera se purifican todas las energía que entran en tu espacio y el lugar se llena de luz. La piedra ha de limpiarse con regularidad (v. páginas 19-21) para continuar absorbiendo energía negativa, transmutándola en vibraciones beneficiosas.

UN REMEDIO CONTRA LOS VECINOS RUIDOSOS
Para aplacar a los vecinos ruidosos, coloca un fragmento de cuarzo rosa junto a la pared que dé a su casa o entre tu propiedad y la del vecino.

Triángulo de limpieza y protección

Cristales adecuados: turmalina negra, ojo de huracán, sílex, cuarzo ahumado rayado, halita, diamante Herkimer, cuarzo ahumado

1. Limpia tus cristales y llénalos de intención.
1. Coloca un pequeño cristal en el centro de una pared o en un lado de tu espacio.
3. Sitúa piedras similares en los ángulos del lado opuesto.
4. Une el triángulo con una varita o con el poder de su mente.

Nota: Si se desea proceder a la triangulación de toda una casa o de un piso entero, es necesario colocar una piedra en la puerta de entrada y las otras dos en los ángulos más alejados de la pared opuesta a la puerta en la parte trasera de la casa o el piso, uniendo con la mente las líneas que atraviesan las paredes.

Rayos de sol

Cristales adecuados: jaspe abejorro, citrino, cuarzo transparente, cristal de fuego y hielo (en el centro), sanador dorado, diamante Herkimer, lemurianos, selenita, cuarzo rosa, Tangerine Dream.

1. Elige un lugar en el que la disposición de los cristales no se altere.
2. Limpia los cristales y llénalos de intención.
3. Coloca la piedra central y, a continuación, dispón las de los «brazos» que irradian desde ella. Deja que tu intuición sugiera cuántos brazos hay que colocar y en qué direcciones. Visualiza la luz y la energía que irradia desde la disposición de los cristales a tu espacio.

Pruébalo ya

Cristales: cualquiera que creas adecuado

Crea la disposición que se ajuste a tus necesidades en cada momento. Percibe su efecto en tu espacio después de 1 hora, 1 día y 1 semana.

Altares para potenciar la energía

Crear un altar de cristales no significa que se esté adorándolos. El altar proporciona en realidad una energía sagrada de origen divino a tu hogar y lo consagra. Se constituye así en el lugar en el que pueden mostrar tu agradecimiento por las bendiciones recibidas lo que, a su vez, potencia la energía de ti casa. Además, el altar puede ser un medio de meditación, durante la cual se emite energía sanadora.

Elección de la localización

El altar puede instalarse en el interior de la casa o en el exterior, en el medio natural. En primer lugar, es necesario decidir si se desea crear un altar personal que constituya un centro apartado de retiro del mundo, o un centro de energía que se comparta con otras personas. Si el altar va a ser personal, conviene disponerlo en una habitación que se dedique al estudio o la contemplación o una esquina del propio dormitorio. Si se prefiere un altar que vaya a compartirse, se puede instalar en un lugar que quede protegido de niños o mascotas, o de cualquiera que pueda coger los cristales. Si se prevé dedicar el altar a la sanación de la Tierra, la localización más idónea puede ser el jardín o el alféizar de una ventana.

Instalación del altar

En primer lugar, se debe elegir un paño para preparar el altar. Es necesario optar por el de textura o color más adecuados. Extiende el paño y dispón sobre él un cristal central grande que constituya el punto focal del altar. Dedica unos momentos a concentrarte en la intención y el propósito que va a tener el altar. Si se cuenta con espacio, es preferible colocar diversos altares consagrados a diferentes objetivos pero, si el espacio disponible es reducido, y solo se instala un altar dedicado a «propósitos múltiples», piensa en las diferentes intenciones que se pueden plantear y selecciona y agrupa los cristales que consideres más apropiados.

Incorpora conjuntos de cristales consagrados a cada propósito específico, por ejemplo a atraer amor, sanar la Tierra y así sucesivamente (algunas ideas se proponen en las páginas 55-56). Si lo deseas, coloca en el altar velas, un recipiente de ofrendas, flores naturales, fotografías, conchas, plumas notas escritas o objetos consagrados, pero manteniéndolo siempre ordenado y armonioso. También se puede incorporar la estatua de alguna deidad, en especial si representa cualidades como la a compasión o la sabiduría o si resulta especialmente significativa para ti.

Una vez concluido el altar, dedica unos momentos a contemplar su armonía, da la bienvenida a los devas de los cristales (v. página 87) expresando el objetivo de que interactúen contigo para conseguir tus propósitos. Consagra el altar al más alto de los bienes, así como a tus propósitos (o propósitos) específicos. Pasa unos momentos frente al altar cada día.

Altares dedicados a propósitos específicos

Los altares pueden ser sencillos, constituidos por un único cristal, o generadores de energía más complejos. A continuación se ofrecen algunas sugerencias que te ayudarán a consagrar un altar en tu hogar o en tu jardín.

Sanación de la Tierra

Este tipo de altares pueden consagrarse a emitir energía sanadora allí donde sea necesaria en el mundo.

Cristales adecuados: ojo de huracán, cuarzo ahumado rayado, halita, menalita, rodonita, lingam de Shiva, cuarzo elestial grande, cuarzo ahumado

Equilibrio de los elementos

Consagra este altar al reforzamiento y el equilibrio de los cinco elementos constituyentes del mundo natural.

Cristales adecuados (por tipo de elemento):

Tierra: aragonito marrón, ojo de huracán, cuarzo ahumado rayado, halita, menalita rodonita, lingam de Shiva, cuarzo elestial grande, cuarzo ahumado

Aire: fuego y hielo, diamante Herkimer, aragonito lila, Preseli azulada, selenita

Fuego: jaspe abejorro, citrino, granito, lemuriano, cuarzo rosa, Tangerine Dream

Agua: aragonito azul, cuarzo transparente, halita, estromatolita, cuarzo trigonal

Éter (espíritu, o arriba y abajo): Brandenberg, fuego y hielo, mayanita arco iris, cuarzo espíritu, aragonito blanco

Honor a los ancestros

Consagra este altar a ofrecer resolución y paz a tu linaje ancestral.

Cristales adecuados: perumar®, Preseli azulada, rodocrosita, cuarzo espíritu ahumado, estromatolita

Fertilidad y abundancia

Consagra este altar a la aportación de mayor fertilidad a la tierra y más creatividad y abundancia a tu vida y a las vidas de los que te rodean.

Cristales adecuados: jaspe abejorro, citrino, sanador dorado, jaspe Kambaba, lemurianos, menalita, lingam de Shiva, estromatolita, Tangerine Dream

Irradiación de amor y paz

Consagra este altar a enviar amor y paz al mundo.

Cristales adecuados: anandalita®, ojo de huracán, perumar®, rodocrosita, cuarzo, cuarzo rosa, selenita.

Cristales en el lugar de trabajo

Como, probablemente, pases buena parte de tu tiempo en el lugar de trabajo, es aconsejable utilizar cristales para mejorar tu entorno laboral y asegurar que, en él, la energía sea lo más elevada y lo más pura posible. Los cristales también pueden mejorar las relaciones con los compañeros. En conjunto, absorben las vibraciones negativas, crean una atmósfera menos tensa, ayudan a resolver problemas, mejoran la comunicación y contrarrestan la contaminación electromagnética.

¿Dónde colocar los cristales?

Sobre la mesa de trabajo, en el alféizar de una ventana, en un cajón, pegado con cinta adhesiva bajo la mesa, o colocados discretamente en un rincón: cualquier lugar puede ser bueno. Los cristales cumplen su función, incluso escondidos detrás de un archivador. Si dispones de espacio, puedes preparar una disposición con los cristales. No te preocupes por la reacción de tus compañeros. La mayor parte de las personas responden positivamente a las «buenas vibraciones» que los cristales emiten.

¿De qué modo ayudan los cristales en el trabajo?

La mayoría de los trabajos requieren una considerable capacidad de resolución de problemas. Los cristales ayudan a combinar el análisis minucioso y las soluciones intuitivas y a contemplar las cosas desde una perspectiva diferente. Es posible que activen capacidades y talentos que desconocías que poseías. La turmalina ayuda al pensamiento lateral, al análisis de las dificultades y al establecimiento de soluciones. El cuarzo turmalinado, o una combinación de turmalina y

Relajantes de cristal

Mantén cerca un pequeño cuenco con piedras rodadas, para que ejerzan su efecto calmante, bien o sobre ti o bien sobre las personas con las que interactúas. Sus propiedades calmantes se manifestarán de inmediato. Recuerda limpiarlas con regularidad.

cuarzo transparente, disuelven los patrones cristalizados y armonizan los elementos dispares.

Si en tu trabajo tienes que tratar con personas o situaciones difíciles, o responder a quejas, mantén una turmalina negra cerca de ti, pegándola a tu teléfono o llevándola al cuello en un colgante. Esta piedra absorbe las agresiones verbales o psíquicas y mantiene íntegras tus energías.

En caso de que trabajes en un entorno en el que proliferan las energías combativas y competitivas utiliza una bola de cristal, que transmuta esa energía convirtiéndola en productiva. Las bolas de cristal también ayudan en ámbitos en los que abundan las energías caóticas o fragmentarias contribuyendo a aunar esfuerzos.

El cuarzo rosa ayuda a calmar los temperamentos acelerados; el cuarzo espíritu o un conglomerado de cuarzo transparente aporta armonía y claridad a los objetivos, favoreciendo la toma de decisiones más acertada.

Si trabajas en equipo, un cristal de cuarzo espíritu grande facilita el compromiso y la cooperación entre los miembros de ese equipo, mejora la comunicación (ayudando a superar los litigios o las críticas internas) y favorece la consecución de tus objetivos. El cuarzo ahumado elimina las energías negativas o facilita la resolución de conflictos, al igual que el cristal de ojo de huracán. El cuarzo rosa es útil para suavizar las *actitudes*.

En caso de que tengas dificultades para expresar tus ideas, utiliza un citrino o un lingam de Shiva, mientras que si tienes problemas para aceptar las críticas constructivas, lo más adecuado es que lleves en el bolsillo un cristal de aragonito, que atenúa la hipersensibilidad y ayuda a identificar la causa de los problemas.

Superación del estrés electromagnético

Generado por ordenadores, teléfonos y otros dispositivos, el estrés electromagnético a menudo acentúa la sensación de malestar y falta de armonía en el lugar de trabajo. Coloca un cristal junto a tu ordenador, pégalo a tu teléfono y establece una red de energía en tu espacio de trabajo mediante una disposición de cristales que transmute la energía y contribuya a actuar de forma más productiva.

Cristales adecuados: turmalina negra, sílex, diamante Herkimer, Preseli azulada, cuarzo ahumado, shungita.

Disposición de cristales para favorecer la armonía en el lugar de trabajo

Cristales: cuarzo transparente, rodocrosita, cuarzo rosa, selenita.

La disposición en forma de flor de la vida (v. página 50) resulta particularmente útil para aportar armonía en el lugar de trabajo. Si en el área en la que trabajas no dispones de espacio para crear esta disposición, hazlo en casa y expresa la intención de que las vibraciones positivas te acompañen durante tu trabajo.

1. Dibuja o imprime un mandala de la Flor de la vida. Si colocas la disposición en tu hogar, sitúa el mandala sobre una fotografía de tu lugar de trabajo.
2. Limpia tus cristales (v. páginas 19-21) y conságralos para que lleven armonía a tu lugar de trabajo.
3. Coloca la primera piedra en el centro del mandala.
4. Escoge la siguiente piedra y, siguiendo tu intuición, colócala sobre la flor.
5. Sitúa los cristales separados entre sí sobre la flor, formando un patrón armonioso. Continúa hasta que la disposición se perciba como activa, armónica y completa.
6. Deja la disposición establecida durante el mayor tiempo posible, aunque recordando que es necesario limpiar las piedras con regularidad.

El síndrome del edificio enfermo

Un edificio en el que hay contaminación del aire o ventilación inadecuada, exceso de electricidad estática, niebla electromagnética (electrosmog), estrés geopático y fenómenos similares, puede estar afectado por el llamado *síndrome del edificio enfermo*. Los efectos de este síndrome en las personas incluyen falta de concentración, cefaleas, problemas respiratorios y cutáneos, náuseas, cansancio excesivo y mareo. Para sanar tanto al edificio como a las personas que están en él, se puede utilizar una disposición de cristales en zig-zag, como la descrita en la página 47.

Feng shui con cristales

El Feng Shui es el antiguo arte chino de la armonización de la energía del espacio. El Feng Shui con cristales utiliza las piedras para orientar el flujo de energías a través de la casa (o de otro espacio), con el fin de atraer y generar energías beneficiosas y superar los bloqueos y los vórtices energéticos. Los cristales muy pulidos y las esferas de cristal reflejan la energía a través del espacio y pueden hacer que fluya, girando en los rincones y zonas aisladas. Algunos sistemas de Feng Shui se basan en acompasar las direcciones, mientras que otros se fundamentan en la valoración de la dirección desde la entrada frontal de un espacio, a fin de crear el llamado *ba gua* (v. ilustración inferior).

Las casas de la vida

Según los principios del Feng Shui, se cree que la colocación de cristales apropiados en ciertas áreas del hogar transforman la parte de la vida que corresponde a una habitación específica de la casa o a una posición determinada en una habitación. Es particularmente propicia la colocación de un cristal en la habitación principal de la casa y en la correspondiente posición en las habitaciones. Para crear un *ba gua* personal (qué partes de la casa se relacionan con qué partes de la propia vida), es necesario establecer un «mapa» de la casa, orientado

Riqueza y prosperidad	Fama y reputación	Amor y relaciones
Familia y salud física	Salud y bienestar espiritual	Niños y creatividad
Conocimiento y sabiduría	Trabajo	Viajes y personas útiles

En este *ba gua*, la puerta de entrada está en el área de la vida correspondiente al trabajo.

Área de la vida	Cristales indicados
Autoconocimiento/sabiduría	Brandenberg, cuarzo trasparente, fuego y hielo, selenita
Trabajo/objetivo en la vida	Anandalita®, jaspe abejorro, selenita, estromatolita
Viaje/personas útiles	Anandalita®, malaquita, cuarzo trigonal
Niños/creatividad	Jaspe abejorro, citrino, sanador dorado, cuarzo rosa
Bienestar espiritual	Citrino, ojo de huracán, diamante Herkimer,
Familia/salud	Anandalita®, rodocrosita, sanador dorado, cuarzo espíritu
Prosperidad/ autoestima	Citrino, Herkimer dorado
Fama/reputación	Jaspe Kambaba, purpurita, cuarzo espíritu
Amor/relaciones	Lingam de Shiva, menalita, cuarzo rosa

desde la entrada principal (o desde la puerta por la que habitualmente se entra), como el representado en la ilustración.

El cuarzo transparente en el área relacionada con la salud genera una mejora de esta y un mayor bienestar físico. La malaquita en la misma posición atrae a amigos útiles. El citrino en el ángulo de la riqueza favorece la abundancia. Para colocarlos en tu hogar, puedes seleccionar tus propios cristales de Feng Shui consultando la tabla de la parte superior de la página o escogerlos de forma intuitiva. Emplea los cristales más grandes de los que dispongas y límpialos con regularidad (v. páginas 19-21). Controla las diferencias de energía en las distintas habitaciones a lo largo de mes y prueba nuevas combinaciones, si lo consideras oportuno.

También puedes situar los cristales más adecuados en habitaciones específicas. Por ejemplo, si el baño de tu casa está en el ángulo de la riqueza, aunque atraigas dinero a casa, este se malgastará continuamente. La colocación de una geoda de citrino sobre la cisterna o cerca de ella resolverá el problema.

Feng Shui y color

Tradicionalmente, el Feng Shui utiliza los colores para influir en áreas específicas de la vida. Puedes colocar cristales de un color idóneo en áreas de la casa que correspondan a la sección oportuna del *ba gua*. Así, por ejemplo, si deseas «crecer» en tu actividad profesional, los cristales rojos en el área del trabajo, correspondiente a la entrada principal, darán un impulso a tu carrera profesional; los de color amarillo reportarán una mejora del salario o los naranjas harán que seas más creativo en el desarrollo de tu profesión. Consulta la tabla que aparece abajo para orientar la seleccione del color de los cristales.

Esferas de cristal

Las esferas de cristal pulido, con alta capacidad de reflexión, resultan útiles para que el flujo de energías sea más lento o para acelerarlo, cuando sea necesario, en un determinado espacio. Estas esferas absorben las energías estancadas y negativas e irradian una energía armónica y relajante y, como es obvio, reproducen la forma de nuestro planeta.

Dependiendo de las necesidades y de las situaciones, la esfera de cristal puede colocarse en un área que requiera más armonía, y luz y flujo de entrada de energía renovada. Por ejemplo, si en un hogar hay continuos desacuerdos, una esfera grande de cuarzo transparente colocada en la sala de estar neutraliza las emociones negativas y aporta mayor claridad a las situaciones. Alternativamente, la de cuarzo ahumado asienta las energías y relaja las tensiones, en tanto que una esfera de cristal de ojo de huracán en el centro de la casa crea un aura de calma, que se hace extensiva a toda ella. Por su parte, las esferas de cuarzo rosa crean una energía suave y generadora de amor y protección, de excelentes resultados en la habitación de los niños o el dormi-

LOS COLORES DE LOS CRISTALES DE FENG SHUI

- Rojo: crecimiento y energía
- Naranja: creatividad y aumento de la libido
- Verde: sabiduría y funciones intelectuales y de emprendimiento
- Amarillo: riqueza
- Azul: paz y salud
- Morado: desarrollo espiritual

torio. Una bola de citrino puede ayudar a afrontar las preocupaciones relacionadas con el dinero.

En general, las esferas pueden colocarse:

- En los lugares en los que hay energía caótica, como en un pequeño recibidor de paso con varias puertas (la esfera ha de situarse lo más centrada posible cerca de una pared, de forma que la energía fluya suavemente en torno a ella).
- En una ventana frontal en una casa que esté frente a un camino o una carretera o en una esquina (lo que implica que una energía penetrante afecta a la casa), con el fin de desviar esa energía.
- En un corredor largo, estrecho y oscuro (colocado al final del mismo, para que se refleje la luz).
- En una esquina oscura o en un espacio sin salida, a fin de evitar la acumulación de energía estancada y de atraer luz.
- En un lugar que comunique una serie de habitaciones que se abran unas a las otras, a fin de hacer que el rápido flujo de energía establecido entre ellas se haga más lento.
- En la parte superior de las escaleras, cuando estas ascienden directamente desde la puerta de entrada, de modo que la distribución de la energía entre las dos alturas sea uniforme.
- Cerca de la puerta de entrada o fuera de ella, o cerca de una esquina de la casa, si un camino o una carretera pasan por delante de ella, con la consiguiente irrupción de energía a través de ella.

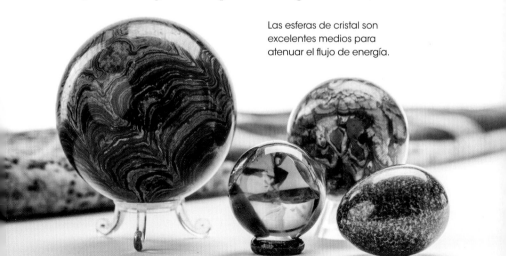

Las esferas de cristal son excelentes medios para atenuar el flujo de energía.

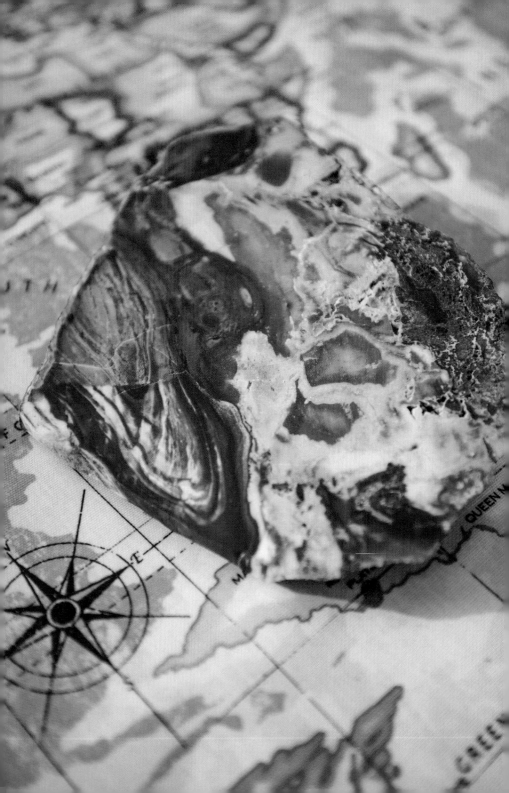

Sanación medioambiental

Nuestro planeta es un vasto y palpitante bioorganismo vivo que excede con mucho sus dimensiones físicas. Forma parte de un enorme ecosistema extendido a través del espacio. En la antigüedad, la Tierra era considerada una creación divina y se pensaba que los cristales eran sus huesos, el agua su sangre y los bosques sus pulmones. Los antiguos sabían que la Tierra contiene áreas sobrecargadas de energía, que ellos consideraban sagradas. En este capítulo examinaremos las formas de conservar la biosfera energética terrestre y de restaurar la armonía de nuestro planeta con la red de chakras, así como los lugares en los que se generan traumas y las localizaciones alteradas. Las ceremonias o las disposiciones de cristales para la sanación de la Tierra, sobre las líneas ley o en los chakras y otros puntos focales del planeta, pueden abrir, purificar, alinear y sanar el campo de energía de la Tierra y favorecer el bienestar global general.

La energía de la tierra y la red de chakras

La Tierra cuenta con una sutil red de líneas de energía que se interpenetran entre sí y que convergen en vórtices y chakras a lo largo de toda su superficie. Cuando estas líneas de energía funcionan adecuadamente, crean un complejo –aunque armónico– patrón geométrico. Sin embargo, si se intersecan de manera inadecuada, entran en conflicto o son alteradas o distorsionadas, las líneas generan desequilibrios –o «manchas calientes»– que necesitan ser sanados. ¿Cómo sabes cuándo te hallas en una línea de energía? Tus manos o tus pies experimentan hormigueo y una varilla o un péndulo de radiestesia pueden confirmar de inmediato el flujo de energía propio de ellas.

La red matriz global

Al igual que el cuerpo físico, la Tierra también cuenta con un equivalente etéreo vinculado a los chakras y mediado por ellos. Una compleja matriz de meridianos, dotada de un fuerte campo de energía, rodea e interpenetra el propio «cuerpo sutil» de la Tierra. El resultado de ello es un sistema de líneas de energía que se intersecan entre sí –unas geomagnéticas y otras electromagnéticas, unas telúricas y otras cósmicas– y que constituyen una red global a través de la cual fluyen potentes energías.

Las líneas magnéticas atraen y las eléctricas estimulan y aportan energía, en tanto que las electromagnéticas activan y generan también atracción. Los pueblos de la antigüedad tenían un conocimiento innato de estas energías telúricas (que podrían equipararse tal vez al sistema nervioso de la Tierra). De hecho, erigían círculos de piedra, templos y otras significativas estructuras, «insertándolas» en la red de energía en puntos de intersección, a fin de activar, amplificar, regular, armonizar y conectar a la tierra el flujo de energía. El material escogido para construir tales estructuras era casi siempre la piedra, en general con un alto contenido en cuarzo.

El mitógrafo y geomante Paul Broadhusrt describe la red terrestre no solo como una red de energía, sino también como un sistema portador de memorias ancestrales y energías elementales. Tal es la razón por la que argumenta que se trata de una herramienta con un gran poder de sanación:

«Cada lugar está enlazado con otros por medio de una extensa red de conductos naturales que recorren toda la Tierra, como los nervios de un cuerpo gigantesco. Los recuerdos de raza, los mitos y el espíritu de los pueblos de la antigüedad están aún vivos en ellos, esperando a ser desencadenados cuando puedan dar rienda suelta a poderosas imágenes de renovación y transformación. Ciertos lugares están especialmente adaptados por naturaleza a ser el foco de fuerzas elementales específicas, cada una de las cuales tiene un efecto de resonancia sobre la mente humana».

Las energías que pasan a través de esta red constituyen el Chi o fuerza vital del planeta. La salud y el bienestar de la Tierra –y el de todos los que viven sobre ella– dependen del flujo saludable de esta energía Chi. Si la red se interrumpe o se bloquea de cualquier modo, en especial como consecuencia del estrés geopático o de la intrusión de las actividades humanas en el planeta, el entorno sufre y los seres que habitan en el área afectada se sienten decaídos, desconectados y desfallecidos.

A lo largo de las líneas de la red matriz global se disponen los chakras y las líneas de los meridianos. No hay un consenso establecido sobre dónde se localizan exactamente, aunque sí existe un acuerdo común en lo que respecta al hecho de que la sanación de la Tierra se ve facilitada por la armonización y la reorientación de esas líneas, de modo que la matriz global recupere su equilibrio. Las líneas de energía electromagnética naturales –la red de Hartmann, la red de Curry y otras líneas geopáticas similares– se extienden por todo el globo, generando poderosos campos de fuerza. Estas líneas pueden no encontrarse en armonía, en particular cuando se intersecan o cuando interactúan con características significativas del paisaje o con estructuras construidas por el ser humano, tales como torres del tendido eléctrico, edificios o canteras, ya que todos ellos interfieren, distorsionándolas y generando áreas de radiación intensificada. La investigación ha demostrado que estos «nudos» de energía, conocidos como geopatógenos, ejercen un efecto nocivo sobre la salud, al interferir con el metabolismo celular. Los cristales colocados en un lugar idóneo desvían o absorben el estrés geopático así generado, haciendo que las corrientes de energía que entran en conflicto recuperen su equilibrio por medio de la transformación energética de un espacio. Puedes colocar los cristales sanadores en la intersección real o en un mapa: los campos de energía son independientes del lugar en el que te encuentres.

Los vórtices

Los vórtices son poderosos centros de energía que se ubican en lugares tales como el lago Titicaca, entre Bolivia y Perú, o Sedona, en Arizona, Estados Unidos, en cuyo entorno se localizan más vórtices de energía que en ningún otro lugar del planeta. Los vórtices equivalen a los puntos de acupuntura en las líneas sutiles de los meridianos de la Tierra. En estos torbellinos espirales, la energía puede fluir en sentido horario o antihorario. Asimismo, es posible que fluya hacia el exterior, emitiendo energía en espiral desde la tierra (en los vórtices eléctricos) o hacia el interior, atrayendo la energía desde los niveles superiores hacia en interior (en los vórtices magnéticos). Algunos de ellos son combinaciones de tipo electromagnético –«vórtices dentro de otros vórtices»– en los que

LOS VÓRTICES ELEMENTALES

Los expertos han identificado cuatro vórtices, localizados en otros tantos lugares de la Tierra, cada uno de los cuales se asocia a un elemento (v. páginas 55-56 y 104) y que rigen el conjunto de la red de energía global.

Tierra - Montaña de la Mesa, Ciudad de El Cabo, Sudáfrica
Aire - Gran Pirámide-Monte de los Olivos (Egipto/Israel)
Fuego - Cráter del volcán Haleakala, Hawái
Agua - Lago Rotopounamu, Isla Norte, Nueva Zelanda

se alternan flujos hacia el exterior y hacia el interior. Los trastornos y los bloqueos de estos focos energéticos causan estados patológicos en cualquier parte del sistema, aunque también pueden utilizarse para equilibrar las energías y restablecer el equilibrio, bien en el lugar real en el que se producen o colocando cristales sobre un mapa.

El sistema de chakras principales de la Tierra

Cada uno de los chakras principales de la Tierra, algunos de los cuales cubren grandes extensiones, irradian energía a partir de un punto central sagrado. Por ejemplo, en Glastonbury, en el sudoeste de Inglaterra, se sitúa el chakra del corazón terrestre.

Otros chakras terrestres adicionales se han ido activando al asimilar energías vibratorias cada vez mayores y los expertos han llegado a identificar hasta 156 en conjunto. Por ejemplo, en la ciudad húngara de Dobogoko, en las montañas de Pilis, se sitúa el chakra del corazón de ese país que, sin embargo, también tiene un efecto de «renovación» a nivel global. Junto con el río Ganges, en la India, potencia la energía disminuida de Glastonbury y abre un chakra del corazón de tres cavidades, al igual que sucede en el cuerpo físico cuando la semilla del corazón y los chakras del corazón superior son activados e inducen una nueva vibración del propio chakra del corazón (v. página 37).

JUDY HALL

LOS SIETE CHAKRAS PRINCIPALES DE LA TIERRA

Los chakras que se citan a continuación y sus correspondientes localizaciones conforman el sistema de chakras «principales» del planeta.

Chakra base: monte Shasta, California (alternativas: Gran Cañón, Sedona, Mesa de las Vacas, también llamada Mesa Negra, todos ellos en Estados Unidos)

Chakra sacro: lago Titicaca, Bolivia/Perú (alternativas, Machu Picchu, Perú; río Amazonas, Sudamérica)

Chakra del plexo solar: Uluru, Australia

Chakra del corazón: Glastonbuy, Inglaterra (alternativas: río Ganges, India; Dobogoko, Hungría)

Chakra de la garganta: Gran Pirámide, Egipto

Chakra del tercer ojo: Kuh-e Maleh Siah, Irán (alternativa, monte Fuji, Japón)

Chakra corona: monte Kailash, Tíbet

Los chakras terrestres menores

Al igual que sucede con los sistemas de chakras del cuerpo humano, numerosos chakras menores sirven de apoyo a los chakras principales del planeta. La presente lista de chakras terrestres menores fue elaborada por el geomante Robert Coon, quien dedicó casi 50 años a su investigación.

África

Cataratas de Isangila, República Democrática del Congo
Colinas Tsodilo, Botsuana
Dakar, Senegal
Fogo, islas de Cabo Verde
Jebel Toubkal, Marruecos
Kaalom, Lago Chad, Chad
Lago Victoria, Tanzania/Uganda
Montaña de la Mesa, Ciudad de El Cabo, Sudáfrica
Mont-aux-Sources, Lesoto, Sudáfrica
Monte Dimlang, montañas de Shebshi, Nigeria
Monte Loma, Sierra Leona
Monte Nkungwe, Tanzania
Parque Transfronterizo de Kgalagadi, Botsuana/Sudáfrica
Pico Uhuru, volcán Kibo, macizo del Kilimanjaro, Tanzania
Pilansberg, Sudáfrica
Ruinas de la Gran Zimbabwe, Zimbabwe
Shott el Jerid. Túnez
Tomboctú, lago Faguibine, río Níger, Mali

Antártida

Área de Sanae
Bahía de Priz
Isla de los Osos
Isla Elefante
Monte Esperanza, montes de la Eternidad
Polo sur

Australia y Nueva Zelanda

Hamelin Pool, Gathaagudu (bahía de los Tiburones), Australia Occidental
Isla Fraser, Queensland, Australia
Lago Rotopounamu, Nueva Zelanda
Montañas Azules, Australia
Monte Picton, Tasmania, Australia
Nuurlagie Rock, Kakadu, territorio del Norte, Australia
Península de Adelaida, Australia

Círculo Polar Ártico

Fiordo Independencia, Groenlandia
Lago Thingvallavatn, Thingvellir, Islandia
Nuuk, Groenlandia

Europa, Rusia asiática y Asia central

Altos Tatras, Polonia/Eslovaquia
Callanish, isla de Lewis, islas Hébridas, Escocia
Chersky, Siberia, Rusia
Isla Vozrozhdeniya, mar de Aral, Uzbekistán/Kazajstán
Isla Yuzhny, archipiélago de Nueva Zembla, Rusia
Kliuchevskaya Sopka, península de Kamchatka, Rusia
Lago Baikal, Rusia
Lago Baljash, Kazajstán
Lago Karakul-pico Ismail Samani, Pamir, Tayikistán
Lago Taimir, Rusia
Longyearbyen, isla de Spitsbergen, Noruega
Monte Elbrus, Cáucaso, república de Georgia
Monte Konzhakovsky Kamen, Urales centrales, Rusia
Montserrat-Plaza de Cataluña, Barcelona, España
Pico Mytikas, macizo del monte Olimpo, Grecia

Pico del Teide, Tenerife, España
Plaza Stortorget, Gamla Stan (Ciudad Vieja), Estocolmo, Suecia
Poronaysk, isla de Sajalín, Rusia
Puerta de Brandenburgo, Berlín, Alemania
Sérguiev Posad-Danilov, proximidades de Moscú, Rusia
Tunguska, Rusia
Unión de los ríos Muna y Lena, Siberia, Rusia

Lejano Oriente, China e Indonesia

Desierto de Gobi, Mongolia
Karakorum, India/Pakistán/China
Lago Toba, Sumatra, Indonesia
Mani San, isla de Ganghwa, Corea del Sur
Monte Beluja, Rusia/Kazajstán
Monte Emei-monte Gongga-Gran Buda de Leshan, Sichuan, China
Monte Fuji, Japón
Monte Khao Nan Mia, región de Surat Thani, Tailandia
Monte Kinabalu, Sabah, malasia
Monte Pulag, isla de Luzón, Filipinas
Monte Tai, Shandong, China
Montes Maoke, provincia de Papúa, Indonesia
Monasterio Po Lin (Loto Precioso), isla Lantau, Hong Kong
Salón de la Suprema Armonía, Pequín, China
Santuario de Sefa Utaki, Nanjo, Okinawa, Japón
Templo de Angkor Wat, Camboya
Templo de Borobudur, Java, Indonesia
Templo de Tirta Empul, Bali, Indonesia

Norte y Centroamérica

Bahía de God's Mercy, isla de Southampton, Canadá

Boulder, Colorado, Estados Unidos
Cascada Cola de Caballo-Cerro de la Silla-Fuente de la Vida, Monterrey, México
Cataratas del Niágara, Estados Unidos/Canadá
Cerro de Puntas, Puerto Rico
El Tule-Palenque, México
Isla Akimiski, Bahía de James, Canadá
Islas Fox, islas Aleutianas, Alaska, Estados Unidos
Montaña Golden Hinde, Parque Provincial de Strathcona, isla de Vancouver, Canadá
Gran Lago del Oso, Canadá
Halifax, Nueva Escocia, Canadá
Laguna de Corcovado, Parque Nacional Corcovado, Costa Rica
Monte McKinley, Alaska, Estados Unidos
Monte Whitney, valle de la Muerte, California, Estados Unidos
Parque Estatal Pilot Knob, Iowa, Estados Unidos
Parque Nacional de Kachina Peaks Wilderness, Arizona, Estados Unidos
Parque Nacional del Búfalo de los Bosques, Alberta, Canadá
Túmulos de Cahokia, Illinois, Estados Unidos
Washington DC, Estados Unidos

Océano Atlántico/Caribe

Isla de Ascensión, posesión británica
Isla Graciosa, Azores, Portugal
Isla Gran Exuma, Bahamas
Isla Somerset, Bermudas
Isla de Saint George, Bermudas
Isla Santa Elena, posesión británica
Montego Bay, Jamaica
Port Stanley, islas Malvinas

Océano Índico

Macizo Big Ben (pico Mawson), isla
Heard, Australia
Monte Maromokotro, macizo de
Tsoratanana, Madagascar
Monte Ross, islas Kerguelen,
posesión francesa
Monte Seychellois, Victoria,
Seychelles

Oriente Medio y subcontinente indio

Colina de Arunachala, Chennai,
India
Delta de Sundarbans, isla Sagar-
gran árbol baniano del
Jardín Botánico de Calcuta,
Bangladesh/India
Isla Piram, río Narmada, Gujarat,
India
Kuh-e Malek Siah, Zahedán, Irán
La Meca, Arabia Saudita
Monte Damavand, Irán
Pico de Adán, Sri Lanka
Takht-e Soleyman, Irán

Océano Pacífico

Cráter del volcán Haleakala, Hawái,
Estados Unidos
Isla Hivaoa, islas Marquesas,
Polinesia Francesa
Isla Macquarie, Australia
Isla de Tarawa, islas Gilbert, Kiribati
Isla de Yap, Estados Federados de
Micronesia
Kiritimati, Kiribati
Mauna Loa-Mauna Kea, Hawái,
Estados Unidos
Monte Lamiam, Guam, Estados
Unidos
Monte Orohena, Tahití, Polinesia
Francesa

Monte Panié, Nueva Caledonia,
Francia
Monte Silisili, Samoa Occidental
Monte Simpson-Monte Victoria,
Papúa-Nueva Guinea
Monte Tomainiivii, Fiji
Nan Madol, Pohnpei, Estados
Federados de Micronesia
Pihemanu, atolón/islas Midway,
Estados Unidos
Piton del Neiges, isla de la Reunión,
Francia
Popomanaseu, Guadalcanal, islas
Salomón
Rano Aroi, isla de Pascua, Chile
Rano Koi, isla de Pascua, Chile

Sudamérica

Archipiélago de San Pedro y San
Pablo, Brasil
Cabecera del río Paraíba, Piauí,
Brasil
Cataratas de Iguazú, Argentina/
Brasil/Paraguay
Cerro del Corcovado, Río de Janeiro,
Brasil
Confluencia de los ríos Ucayali y
Marañón, Iquitos, Perú
Lago Arari, isla de Marajó, Brasil
Lago Buenos Aires, Argentina/
Chile
Marco Zero- Plaza de la República,
Fazenda Nova, Brasil
Plaza de Armas, Santiago, Chile
Plaza de los Tres Poderes, Brasilia,
Brasil
Plaza de Mayo, Buenos Aires,
Argentina
Salto Ángel, Venezuela
Teatro Amazonas, Manaos, Brasil
Terreiro de Jesús, Salvador de
Bahía, Brasil

Las líneas ley

Las líneas de energía ley conducen la electricidad de la Tierra; son antiguas alineaciones de rasgos superficiales con significación ceremonial y cultural que reflejan una vía de conducción de energía subyacente. Las energías telúricas tienden a fluir a lo largo de trayectorias de conducción asociadas a la mineralogía, como las relacionadas con el cuarzo o las rocas de alto contenido metálico, o bien siguen los cursos de agua subterráneos. Con frecuencia, las líneas ley son sinuosas y están entrelazadas con corrientes de polaridad masculina y femenina que discurren unas al lado de otras. Y no tienen que ser necesariamente rectas y engloban tanto triángulos como otras figuras geométricas.

Por ejemplo, la línea ley más larga de Inglaterra es *Michael and Mary line*, línea de San Miguel y Santa María, desde el monte de San Miguel, en el extremo occidental de Cornualles, hasta Hopton, en la costa de Norfolk, en el litoral centrooriental de Gran Bretaña. Esta línea presenta otras muchas que la intersecan y que irradian a partir de ellas.

Estar situado sobre las líneas ley puede asimilarse a estar conectado a una línea eléctrica. Algunos son muy sensibles a las energías de las líneas ley y al estrés geopático que pueden generar. En ocasiones, las líneas ley son bloqueadas y se convierten en tóxicas, debido a la creación de «colectores de energía» que absorben y retienen la energía negativa. La limpieza de este flujo es una parte fundamental de la sanación de la Tierra. La colocación meditada de cristales puede, hasta cierto punto, manejar y dirigir las líneas ley para que superen los obstáculos que se les presentan.

Líneas de Sol y líneas de Luna

Ciertos lugares sagrados tienen 12 líneas «de Sol» que irradian energía desde un punto central; corresponden a los signos del zodíaco, pues se suceden a lo largo de la eclíptica (la línea por donde discurre el Sol en su movimiento aparente desde la Tierra). El movimiento solar carga las líneas, que se hacen potentes en los solsticios y los equinoccios. Esos mismos lugares pueden tener también 13 líneas «lunares», que almacenan y conservan la energía de los ciclos de la Luna anuales. La colocación de cristales apropiados a lo largo de ellas pueden recargar las energías de una determinada área (v. páginas 97-99).

¿Cómo realiza la Tierra el trabajo de sanación?

Me gustaría poder dar una respuesta científica y coherente a esta pregunta, pero no me es posible. Sé que la intención y la resonancia están implicadas en el proceso, al igual que la frecuencia y la vibración. En relación con esta cuestión, puedo hacer referencia a perspectivas que proceden de la física cuántica, pero no son física, o bien de la neurobiología, pero no son neurobióloga. Tampoco soy geóloga. Sin embargo, la falta de conocimientos científicos a nivel profesional no nos impide investigar y conocer el modo en el funciona la energía, en un universo holístico en el que todo está conectado a todo lo demás, en otras palabras, en un campo unificado. A continuación se expone un breve resumen de las principales teorías a este respecto.

Electromagnetismo

En su nivel más sencillo, la sanación de la Tierra asienta sus raíces en el electromagnetismo. Como sucede en nuestros cuerpos, el planeta Tierra está expuesto a corrientes electromagnéticas y a otras corrientes telúricas, que circulan a través de él. Se ha propuesto que las minúsculas energías electromagnéticas que emanan de los cristales pueden influir en las corrientes que fluyen por la Tierra. Las corrientes de los cristales hacen que las del planeta recuperen su armonía, del mismo modo que las agujas de acupuntura armonizan el cuerpo físico y el cuerpo etéreo.

Física cuántica

El físico teórico del siglo xx Burckhard Heim planteó la teoría del campo cuántico, según la cual el universo está organizado en cuatro niveles y en seis dimensiones, no en cuatro como se había venido aceptando con anterioridad en el ámbito científico.

Que existen otras dimensiones es algo que quienes se dedican a la sanación con cristales experimentan a diario. La física cuántica propone que las partículas cuánticas pueden localizarse en cualquiera o en ninguno de los diferentes niveles y dimensiones de manera simultánea. En tal contexto surge la hipótesis de que la energía no es continua, sino que existe organizada en «paquetes». Se trata de una energía que se comporta como lo hacen las partículas cuando están aisladas unas de otras y que también puede desarrollar una pauta de actuación ondulatoria. Las partículas cuánticas transfieren bloques de información a grandes distancias y en grandes intervalos de tiempo, y tal es el motivo por el cual los cristales pueden actuar a distancia.

Analizando las correlaciones entre consciencia y física cuántica en 1987, el teórico estadounidense de la física cuántica, doctor Fred Alan Wolf, planteó que la consciencia debía contemplarse como una ingente onda oceánica que lo inunda todo. Alan sostenía que todo está compuesto por esta «espuma» y que, al microscopio electrónico, deberíamos observarnos como «un juego de luces ciertamente singular, en el que las cosas surgen y desaparecen, desvaneciéndose y reapareciendo; en el que la materia se crea de la nada antes de desvanecerse de nuevo. Y, en medio de ese discontinuo proceso de desvanecimiento y creación, una señal electromagnética es conducida de un punto a otro», que es lo que sucede en el interior de un cristal cuando interactúa con la Tierra y con su campo de energía. A continuación se citan otros principios de la física cuántica con repercusiones en la sanación de la Tierra.

- Solo una milmillonésima parte de nuestro cuerpo es materia. El resto es energía.
- Los fotones controlan la materia o, lo que es lo mismo, la energía controla la materia.
- Las partículas fundamentales, como los electrones, protones, neutrones, fotones y neutrinos, pueden influir entre sí a considerables distancias, por el principio de «no localidad».
- Todo esta interconectado de forma que las propiedades de los componentes más pequeños contienen las propiedades del todo.
- «De algún extraño modo, los principios cuánticos nos dicen que nos encontramos en un universo participativo» (profesor John Wheeler, Reino Unido).
- Una partícula cuántica puede encontrarse en dos lugares a la vez.
- Las partículas cuánticas se originan cuando son observadas.

Resonancia

En su condición de haces de energía, los cristales pueden afectar a su entorno y lo hacen a través de la resonancia. En el ámbito de la sanación terrestre, la resonancia se define como efecto resonante empático entre dos campos de energía. El tiempo, la distancia y el tamaño no tienen relevancia en este contexto. El campo de energía pulsante de un cristal mantiene un perfecto equilibrio y su resonancia empática estabiliza campos mayores por medio de la sincronización energética, en especial cuando esta es dirigida a través de la intención. La resonancia se emplea para emitir sanación y para restaurar el equilibrio en un lugar determinado o en el conjunto de la matriz de la Tierra, mediante la colocación de cristales sobre mapas o diagramas. De este modo es posible transferir energéticamente armonía al campo de energía mayor, que puede ser considerado como un universo holográfico.

El universo holográfico

Un holograma es un sistema en el que una parte contiene información referida al todo. El físico teórico estadounidense David Bohm estableció un principio en virtud del cual las partes integrantes de un ente global se organizan realmente en función del todo cuántico y se caracterizan por la propiedad conocida como no localidad, lo que equivale a decir que no existen simultáneamente en el tiempo y en el espacio.

La noción de que la información contenida en un holograma es no local explica el motivo por el cual un cristal, en una determinada parte del mundo, puede ejercer un efecto de resonancia con otro campo energético situado en cualquier otra parte del planeta. En un holograma, un pequeño fragmento contiene el todo, manteniéndose plegado en su interior hasta que es proyectado al mundo exterior.

El «mundo» del cristal se puede contemplar como un holomovimiento, en función del cual cada cristal individual es portador de una impronta dinámica del todo. En un holograma es posible acceder a cualquier parte del conjunto haciendo incidir un haz de láser sobre él en cualquiera de sus puntos. En la sanación de la Tierra, es la intención la que reemplaza al láser, haciendo que la luz incida para acceder a la energía global contenida en el cristal.

Ondas escalares

Pienso que el trabajo de sanación es consecuencia de la acción de las ondas escalares. Estas ondas se hallan en todo el universo, así como en el interior de nuestro cuerpo físico. La energía ondulatoria bioescalar (es decir, la energía escalar contenida en la materia viva) está presente a nivel microscópico en el núcleo de un átomo, en una célula o en los elementos constitutivos de un cristal. Se trata de una fuente bioenergética más potente que el ADN, las matrices celulares y otros componentes de los procesos fisiológicos. Esta energía activa los meridianos y facilita la sanación en la interconexión energética entre espíritu y materia.

Es probable que todos los cristales empleados en sanación contengan esta energía en su matriz interior y que su estructura cristalina genere en realidad una energía bioescalar que actúa sobre el cuerpo energético, tanto humano como planetario, estimulando la capacidad de autosanación. La representación de un patrón energético de ondas escalares es esencialmente similar al modo en el que un ojo intuitivo percibe las energías que irradian de un cristal o las energías que rodean la Tierra (v. páginas 66-68).

Los cristales de selenita dorada y selenita transparente generan ingentes cantidades de ondas bioescalares.

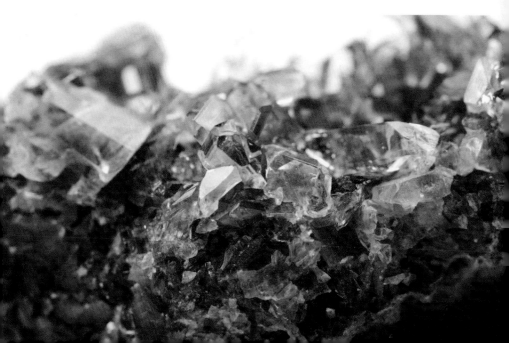

Convergencia de conceptos

Puede afirmarse que, si el cuerpo, el cerebro y la conciencia están indisolublemente vinculados a todo el resto de la materia del universo y son capaces de mantener un efecto de resonancia con él, todos nosotros nos encontramos conectados por una red invisible (de ondas escalares) que une a cada ser y a cada objeto presentes en el universo, incluidos los cristales y la propia Tierra. Por medio del la manifestación frecuente de nuestros pensamientos y de nuestra intención podemos influir en el todo, particularmente si conseguimos intensificar el efecto de resonancia a través de las energías resonantes de los cristales. Así conseguiremos sanar el nivel de las energías etéreas sutiles, restablecer el equilibrio de las mismas y conseguir también la sanación física.

Sanación de la tierra durante 5 minutos al día

Cristal: selenita

1. Busca un lugar tranquilo en el que no te molesten. Abre los chakras de las palmas de las manos y, a continuación, cierra una mano agarrando sin apretar un cristal de selenita y manteniéndolo con suavidad situado sobre la palma.
2. Imagina que sostienes a la Madre Tierra y que la selenita la llena de luz blanca.
3. Una vez que la imagen de la Tierra está llena de luz blanca, visualiza la red matriz terrestre, iluminándola. Con el ojo de la mente, visualiza un potente escudo protector en torno a los bordes externos del campo biomagnético de la Tierra. Retén este pensamiento durante 5 minutos y, después, deja el cristal, desconecta de la red matriz y ponte en pie, asegurándote de estar adecuadamente conectado con la Tierra.

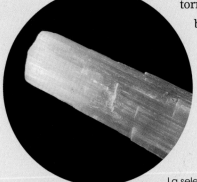

La selenita irradia luz divina cristalizada.

Los solsticios y los equinoccios

Innumerables tradiciones culturales desde la antigüedad señalan los solsticios de invierno y verano como días de buen augurio. Son momentos astronómicos precisos, de fecha y hora variables (v. tabla inferior). Lugares sagrados de la Prehistoria estaban alineados de modo que permitían «enmarcar» la salida o la puesta de Sol en los solsticios de invierno o verano. Al estar la órbita de la Tierra inclinada, la posición norte-sur del Sol vista desde nuestro planeta cambia según la Tierra se desplaza a lo largo del año en torno al astro. En el solsticio, el Sol está a la distancia más larga o más corta desde el ecuador, y en su posición más alta o más baja en el cielo, señalando, respectivamente, la duración de los días. Los equinoccios corresponden a los correspondientes puntos intermedios, en los que el día y la noche son de igual duración.

La palabra *solsticio,* del latín «cuando el Sol está quieto», ya que, algunos días antes y después del solsticio, parece elevarse desde, o ponerse en un mismo punto. En el hemisferio norte el Sol se mantiene más próximo al horizonte durante el solsticio de invierno que en ningún otro momento del año, y la insolación diurna es la más breve del ciclo anual. En el hemisferio sur, el solsticio de diciembre corresponde a la mayor duración de la luz diurna; solsticio de invierno es el del mes de junio, y en el hemisferio norte ese mes tiene lugar el solsticio de verano. Para establecer el momento en el que se realizan los rituales destinados a la poderosa energía solar en la sanación de la Tierra, se pueden tomar como referencia los momentos precisos de los solsticios y los equinoccios, o los de la salida o la puesta de Sol.

Fechas y horas de los solsticios y equinoccios astronómicos

	Equinoccio		Solsticio		Equinoccio		Solsticio	
2014	20 mar.	16:57 GMT	21 jun.	10:51 GMT	23 sep.	02:29 GMT	21 dic.	23:03 GMT
2015	20 mar.	22:45 GMT	21 jun.	16:38 GMT	23 sep.	08:20 GMT	21 dic.	04:48 GMT
2016	20 mar.	04:30 GMT	21 jun.	22:34 GMT	23 sep.	14:21 GMT	21 dic.	10:44 GMT
2017	20 mar.	10:29 GMT	21 jun.	04:24 GMT	23 sep.	20:02 GMT	21 dic.	16:28 GMT
2018	20 mar.	16:15 GMT	21 jun.	10:07 GMT	23 sep.	01:54 GMT	21 dic.	22:22 GMT

Tras las huellas de nuestros ancestros: lugares sagrados y energía terrestre

Centro de energía palpable, el lugar sagrado constituye un umbral entre mundos. Desde que los seres humanos habitan el planeta, siempre ha habido paisajes sagrados, en los que se encuentras dispersos diferentes lugares en los que se experimenta resonancia en lo más profundo de nuestro propio yo y en los que nos vemos impulsados a interactuar con lo divino. Estos enclaves solían situarse a menudo en imponentes entornos naturales o en puntos con una sustancial significación geoenergética en el sistema de chakras terrestres. Poderosos vectores y generadores de energía, estos centros literalmente cargan el paisaje con ella.

De regreso a casa

Fruto de una evolución de milenios, y a veces habiendo experimentado cambios en su orientación, los lugares sagrados no eran simples elementos decorativos del paisaje. Se trataba, ciertamente, de componentes integrales de la antigua cosmología. En todos ellos se registran múltiples experiencias y en todos ellos se diferencian, además, distintos estratos. En tiempos antiguos los dioses lo permeaban todo y, en su mayor parte, los lugares sagrados eran el asentamiento de quienes desempeñaban el papel de mediadores con dioses y diosas, en nombre del pueblo. Los antiguos veneraban sus entornos sagrados e, incluso cuando una cultura o una civilización desaparecía o cambiaba de asentamiento, esa condición reverencial permanecía impregnada en la tierra para aquellos que redescubrían esos lugares. Para mí, un paisaje sagrado está imbuido de cierto sentido de regreso a casa. Sin que importe cuál sea el impulso espiritual inherente a esos lugares –y son, obviamente, muchos los que hay en el mundo– un entorno sagrado me conduce al propio centro de mi ser. Cuando viajo, siempre

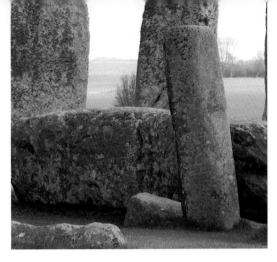

Protegida por piedras de Sarcen, una «aguja» de caliza azul en la piedra del altar de Stonehenge rememora los ecos de las colinas de Preseli, de donde procedían las rocas y los constructores del círculo megalítico. Al plantar estas piedras en la creta del terreno, los antiguos crearon una poderosa fuente de energía, una suerte de «pila» geológica.

llevo conmigo una pequeña pieza de sílex, ya que esta piedra porta la esencia de mi tierra de origen, un valle que discurre en medio de un complejo, sobrecogedor y antiguo paisaje sagrado, salpicado de formaciones rocosas de sílex. Cuanto más ahondo en la percepción de ese, mi entorno local, siento que es más antiguo y más geoenergético.

Paisaje, mente y fisiología

La investigación ha demostrado que la geología y la geofísica del paisaje influyen profundamente en nosotros, del mismo modo que la Luna no solo controla las mareas marinas sino también los flujos de líquido de nuestro cuerpo. Resulta mucho más fácil entrar en un estado de conciencia alterado, o en estado de trance, en determinados lugares que en otros. Numerosas funciones fisiológicas y psicológicas se ven decisivamente afectados por las menas minerales, el geomagnetismo, la geoquímica, la actividad volcánica y el discurrir de las aguas de las capas freáticas, al igual que por el gigantesco sistema de conducción de energía eléctrica que se extiende bajo nuestros pies: las rocas.

En el seno de dicho sistema existen nódulos de energía y chakras terrestres. Para nuestros ancestros, esos nódulos resultaban sobrecogedores y sagrados. Se trataba de lugares *numinosos*, imbuidos de la misteriosa energía de lo divino, en los que se erigían construcciones sagradas. En profunda sintonía con cada uno de los matices del paisaje de su entorno y de la geología del terreno subyacente, nuestros antepasados conocían el modo de utilizar y manipular las fuerzas naturales que ese propio entorno atesoraba, con el fin de modificar el comportamiento y de alcanzar estados de conciencia alterados.

En la actualidad los científicos van descubriendo las bases geológicas de la alteración de la mente y del estado de ánimo. Los oligoelementos geoquímicos presentes en las rocas –tales como cobre, cinc, litio o los elementos derivados de los productos petroquímicos– están implicados en parte en tales procesos, al igual que lo está el movimiento de deriva continental de las placas tectónicas. Cuando el desplazamiento de dicha placas se ve alterado, se generan « comportamientos transitorios, singulares e inusuales» y, por otra parte, muchos de los lugares sagrados del mundo están ubicados en zonas de unión de esas placas tectónicas o en puntos de convergencia de estratos geológicos diferentes, creando un «espacio liminal», una vía de comunicación entre mundos.

Algunos de los lugares sagrados antiguos se erigieron utilizando piedras halladas sobre el terreno, pero son muchos los centros ceremoniales en los que quienes los levantaron desplazaron piedras de un emplazamiento a otro, para conectarlos a ambos y potenciar la energía de las rocas nativas del entorno. Casi todas las rocas traídas de otros lugares eran ricas en cuarzo, que amplificaban la energía electromagnética de su nuevo emplazamiento. Cuando realices trabajos de sanación continúa con esa tradición.

Los espíritus del lugar

A diferencia de las almas perdidas atrapadas en una localización (v. página 124), los espíritus de un lugar son seres guardianes que en el pasado pudieron ser o no humanos. A veces eran sacerdotes, sacerdotisas o geomantes que vivieron en el entorno y que eligieron perma-

La purpurita, el cuarzo rosa y la halita contribuyen a la sanación de la Tierra.

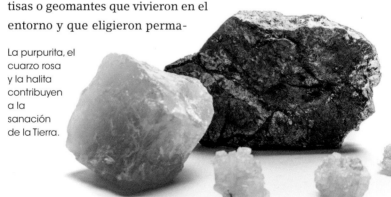

necer en él como guardianes, que conocen íntimamente el enclave y el funcionamiento de sus energías. La consecución de la asistencia de los espíritus del lugar puede aportar un decisivo elemento diferencial a la eficacia del trabajo de sanación en un lugar sagrado. Siempre se ha de pedir su permiso antes de acceder a él y conviene dedicar unos momentos a entrar en comunión con ellos, para conocer las necesidades en cada caso. Muchos de estos espíritus guardianes aprecian las ofrendas que se les realizan. Por ejemplo, en las canteras de Pipestone, Minnesota, Estados Unidos, los indios nativos extraen catlinita para fabricar sus pipas ceremoniales y otros objetos sagrados. Sin embargo, antes de extraer la piedra siempre realizan una ofrenda de tabaco a las rocas guardianas. En su templo de Karnak, en Egipto, Mi Señora Sejmet, diosa de la guerra y la venganza, prefiere las ofrendas de cerveza, que se consumía en los rituales celebrados en su honor.

Los lugares sagrados y la sanación de la Tierra

Los lugares sagrados se sitúan en nudos de energía, es decir, en puntos focales en los que la energía irradia el exterior a lo largo de grandes distancias. Muchos se localizan en los chakras mayores o menores de la Tierra (v. páginas 69-72). Por eso las disposiciones, en los propios lugares o sobre un mapa de la zona donde se hallen, son excelentes medios para sanar y restaurar la energía de un área completa y de la red matriz de la Tierra (v. páginas 66-68).

Piedras adecuadas para restaurar la energía en los lugares sagrados

Adjuntamos una relación de las piedras que son especialmente útiles para restaurar la energía en los lugares sagrados. Es posible emplear una o una combinación de ellas, o cualquier piedra objeto de veneración en el propio lugar.

Aragonito (lila, azul, blanco y marrón), granito de Asuán, turmalina negra, amatista Brandenberg, cuarzo transparente, ojo de huracán, fuego y hielo (cuarzo arco iris), sílex, cuarzo sanador dorado, cuarzo ahumado rayado, granito gris obtenido en el área en la que se asienta el lugar, halita, granito rosa, Preseli azulada con yeso, purpurita, menalita, rodonita, cuarzo rosa, selenita, lingam de Shiva, cuarzo elestial ahumado, cuarzo espíritu, Tangerine Dream y otros lemurianos, cuarzo trigonal.

Cómo conocer tu lugar sagrado local

Cristales: cualquiera considerado idóneo para una localización concreta.

1. Los lugares que requieren atención, desde el punto de vista de la sanación, contribuyen a fomentar la salud energética de un entorno completo. Si no lo sabes, investiga cuál es el lugar sagrado más próximo al sitio en el que te hallas. A veces no es fácil, sobre todo si ya no es frecuentado ni está en uso. Para detectar estos lugares conviene examinar múltiples rasgos naturales del paisaje, como cuevas, arboledas, afloramientos rocosos y lagunas y estanques, otros sitios en los que sea posible percibir la vibración energética en las plantas de los pies o en la punta del pelo o el vello. Asimismo, es posible hallar estructuras erigidas sobre antiguos promontorios o restos de templos ancestrales. Una «muesca» en el horizonte, una alineación de piedras o incluso un agujero en una roca, a través del cual se pueda observar el amanecer o la puesta de Sol en los solsticios o los equinoccios, son señales de un posible uso sagrado del lugar en tiempos pasados. Estos centros de energía se hallan en emplazamientos modernos; tal es el caso, por ejemplo, de los monumentos memoriales en el World Trade Center de Nueva York o en Hiroshima. Y en las ciudades es posible encontrar espacios sagrados. Escoge un entorno y actúa por ti mismo.

2. Una vez localizado el lugar, analiza su estado energético. Dedica a ello el tiempo necesario. Medita en él. Intenta percibir si los espíritus guardianes aún están presentes. Prepara los cristales seleccionados para la sesión de «conocimiento inicial» y coloca una disposición en rayos de Sol (v. página 51), para activar las energías del enclave. Vuelve al lugar tan a menudo como puedas, pero intenta conectar energéticamente con él desde cualquier sitio en el que estés pensando solo en él y teniendo en la mano un cristal que le vaya asociado.

Los devas de la tierra

En la Tierra hay numerosos seres que pueden ser vislumbrados por medio del centro psíquico interior y están dotados de un cuerpo energético, más que de un cuerpo físico. Entre ellos se cuentan los devas, fuerzas espirituales o espíritus naturales muy conectados y que contribuyen a la consecución de su equilibrio ecológico; para algunos, el más importante de estos devas en la Madre Tierra. Si consigues el hábito de hablarles a los devas, ellos te orientarán para determinar dónde es más necesaria la sanación terrestre y te mostrarán cómo puede ser más efectiva.

El conocimiento de los devas

En sánscrito la palabra *deva* significa «el brillante». Se cree que hay una «jerarquía» de devas dentro de la cual quedan incluidos todos, desde el que se ocupa de un entorno local, un bosque, una montaña o una laguna, a los devas propios de los elementos o de los cristales. Al deva planetario le corresponde la responsabilidad global en lo que respecta a la Tierra. Llegó a ser célebre la capacidad de Dorothy Maclean, escritora especializada en teosofía y metafísica (nacida en 1920) para comunicarse con los devas –con la inteligencia de la naturaleza–, y fundó en 1962, junto a Peter y Eileen Caddy, la comunidad Findhorn. En su libro *To Hear the Angels Sing*, Maclean reseñaba su encuentro con el deva de una montaña que se describía a sí mismo como «de la misma Tierra» y como ente que existía «antes y después del hombre». El deva comunicó a Maclean que su conciencia estaba profundamente vinculada con la de la propia Tierra y que los devas eran los «grandes conservadores» del planeta, percibido como una criatura viva y que respira. Cualquiera que sea el grado de alteración de la naturaleza que el hombre provoque, esta alteración no afectará nunca a los devas, que persisten para siempre.

La Madre Tierra

Para algunas personas la Madre Tierra es el deva planetario, el máximo mandatario de una jerarquía, algo así como el primero de la clase. Prefiero interpretar ese deva por medio de la idea de Gaia, un espíritu vivo, dotado de aliento, de inspiración divina y que ha asumido la naturaleza de la propia Tierra. Para mí, Gaia tiene carácter femenino; así la he percibido siempre en nuestros encuentros. En cambio, para los antiguos egipcios «ella» se transformaba en «él», ya que el concepto era representado por Geb, el dios personificador de la Tierra. Tú puedes tener tu propia percepción de cómo es Gaia interpretada. Para ello puedes realizar el «viaje energético» que sugerimos en las páginas 88-89.

Devas de los cristales y superalmas

Los cristales de un tipo específico comparten una conciencia global, a la que se puede llamar *deva,* aunque yo prefiero emplear el término *superalma* (o «alma superior»), del experto en cristales británico Michael Eastwood, ya que comprende otras nociones además de la de la propia Tierra. La comunicación con la superalma del cristal favorece la cooperación mutua, expresada por medio de tu trabajo con un cristal en concreto, seleccionado a partir de una familia de cristales en particular. En muchas ocasiones las superalmas me han hecho percibir el placer que para ellas suponía trabajar en armonía con los humanos para sanar la Tierra a través de la expresión individual de su energía. Las superalmas sienten que esa es su función y tal es la razón por la que partes de la conciencia global coinciden en ser erradicadas de sus raíces originales en lo más profundo de la tierra, y por la que algunos cristales actúan en la superficie para entregarse por voluntad propia a la tarea de la sanación.

Devas elementales

Los devas elementales están conectados a los elementos de la tierra: aire, fuego, agua y éter; aplicados en trabajos de magia, pueden aparecer cuando se aborda la sanación de los elementos (v. páginas 104-105). Si explicas tu intención, ellos cooperarán de forma voluntaria.

Devas de la Tierra

Los devas de la Tierra (de tipo no elemental) actúan como espíritus guardianes y se pueden manifestar como espíritus propios de un lugar. Cada grupo de devas se ocupa de aspectos específicos de la Tierra. Por ejemplo, los bosques tienen sus devas especiales, al igual que las montañas. Las cascadas y saltos de agua siempre tienen uno o dos devas en el arco iris que forman. Los devas terrestres pueden manifestarse como luces brillantes, que se desplazan en torno a un lugar, o como una suave percepción de contacto al entrar en comunicación con ellos.

La comunicación con los devas

Los devas se comunican mediante telepatía o por medio de leves impulsos, enviando señales procedentes del entorno natural, tales como sonidos repentinos, corrientes de viento u ondulaciones en el agua. Es poco probable que los que no estén en armonía con la naturaleza, que no la respeten o que tengan un ego sometido a control sean capaces de comunicarse con los devas. Las que se ofrecen con sinceridad y humildad a participar en la conservación de la Tierra a la que están consagrados, perciben su presencia. Siempre conviene estar alerta ante la posible manifestación de sutiles imágenes mentales o suaves aromas, percepciones táctiles o esferas de luz. Para entrar en contacto con ellos es necesario meditar con tranquilidad, con los ojos entrecerrados y con los otros sentidos lo más alerta que sea posible. Puedes utilizar recursos intuitivos o radiestésicos para descubrir exactamente cuáles son las interrogantes que los devas plantean. Percibe cualquier posible impulso que puedas captar y siente la dirección en la que los pies desean llevarte cuando te encuentras en un determinado lugar. En ocasiones, el propio cuerpo percibe las señales antes de que la mente adquiera conciencia de ellas.

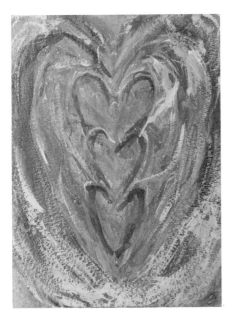

El deva del cuarzo rosa, pintado por la autora en el curso de un trabajo de sanación de la Tierra.

Fertilizar el corazón de Gaia

Esta fertilización supone un viaje al corazón de la propia Gaia, para captar la luz del Sol o de la Luna) con el fin de revitalizar y fecundar su ser. Si no dispones de un cristal de hielo y fuego, puedes emplear cualquier tipo de cuarzo con inclusiones o mirar con fijeza su fotografía hasta que puedas cerrar los ojos y continuar visualizándolo con claridad. Un cristal de menalita también ayuda a realizar este viaje al seno de la Madre Tierra. Debe evitarse realizar ese trayecto mientras se leen las instrucciones expuestas a continuación. Grábalas, con los intervalos de tiempo adecuados, o indica a otra persona que te las vaya leyendo, o bien léelas varias veces hasta aprenderlas de memoria.

El viaje de hielo y fuego

Cristales: cuarzo de hielo y fuego, cuarzo con inclusiones o menalita.

Coloca tu piedra al Sol durante 1 o 2 horas para captar la energía del astro (para la menalita es preferible la luz de la Luna). Cuando el cristal esté completamente cargado y listo para ser utilizado, siéntate en un lugar tranquilo donde no te molesten y aleja tu atención del mundo exterior.

1. Sujetando la piedra, permanece sentado con los ojos cerrados y mantén la intención de que te eleve y te transporte a las alturas de la cordillera de los Andes; la piedra sabe dónde ir. Sentirás que rápidamente viajas a un altiplano rodeado de altas montañas. Al llegar, los devas de la Tierra saldrán a tu encuentro para darte la bienvenida y se aprestarán a hacer el viaje contigo.

2. Frente a ti, visualizarás un camino que conduce a la entrada de una cueva. Síguelo hasta entrar en ella (es el hogar de Gaia). Mantén elevado el cristal; su luz es la que te guía.

3. El camino es amplio y de largo alcance y penetra más y más en dirección al corazón de la montaña, pasando por numerosos cristales a medida que avanza. Puedes escuchar las voces de las superalmas de los cristales y de los devas de la Tierra que se

dirigen a ti, brindándote su apoyo y agradeciéndote que ayudes a la Tierra de esta manera.

4. Finalmente llegas a una inmensa cueva. En el centro de ella hay un gran corazón de piedra de rodocrosita: es el corazón de Gaia, que late muy lentamente, en torno a una vez cada 100 años. Deja que tu propio ser perciba la presencia del espíritu de la Madre Tierra y siente el amor que emana hacia ti.

5. Coloca tu cristal para fertilizar el corazón de la Madre Tierra con la luz del Sol (o coloca la menalita en su seno, la cueva). Mantén la intención de que la luz sane la Tierra y su red de energía y preste soporte a la vida en el planeta.

6. Cuando estés preparado, haz el camino de regreso dirigiéndote de nuevo hacia el altiplano. Los devas de la Tierra te acompañarán en él.

7. Expresa tu intención de regresar allí donde tu cuerpo espera. Realiza unas cuantas respiraciones profundas, abre y cierra los dedos de las manos y los pies, ponte y en pie y estírate. Asienta con firmeza los pies sobre la tierra para conectarte a ella.

Deja que el viaje actúe para ti

Si cuentas con un lugar sagrado para la Madre Tierra, para la Virgen María o para una deidad femenina, puedes realizar el viaje hacia él con tu imaginación o en la realidad. Coloca el cristal cargado con la energía del Sol en el corazón del lugar y deja que irradie su energía hacia el exterior.

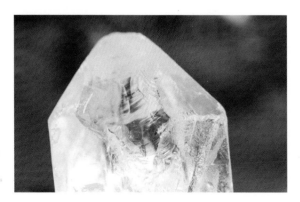

Cristal de cuarzo de hielo y fuego. Si no dispones de uno, puedes recurrir a un cuarzo con abundantes inclusiones.

Sembrar la tierra

En la India hay doce grandes lingams de Shiva, o *jyotirlingas*, que representan las energías seminales del universo y unifican la dualidad (masculino-femenino, dios-diosa), conformando una unión cósmica. En otros lugares los cristales han sido utilizados sobre la Tierra a modo de agujas de acupuntura para restaurar su equilibrio. Pueden situarse rectos en vertical, apoyados de lado o enterrados en la tierra, para conseguir así una red que actúe a largo plazo. Determina mediante radiestesia su posición más idónea y expresa la intención de que armonicen una red ya existente, alineándola con otras presentes en la zona.

Agujas de piedra

Las agujas de piedra se alzan majestuosas en muchas partes del planeta. Algunas son naturales, otras han sido cuidadosamente esculpidas para conformar columnas de roca y bastantes de ellas han sido trasportadas a lo largo de grandes distancias para ocupar una determinada localización en un altar o como megalito. Estas agujas pétreas mantienen la red de energía de la Tierra asentada en el lugar en que se hallan, recargándolo con la energía de las luminarias (Sol y Luna) o de las deidades. En numerosas culturas de la antigüedad las luminarias y las deidades eran una misma entidad.

Un lingam de Shiva representa la energía ascendente de la consciencia y la fuerza creativa de la naturaleza, reflejadas en la montaña, la nube de tormenta o el árbol. Un lingam se asienta en un receptáculo *yoni,* para simbolizar la unión de las fuerzas de lo masculino y lo femenino y el ciclo de creación y disolución del universo. Según el *Skanda Purana,* colección de antiguos textos religiosos hindúes, el lingam representa el espacio omnipresente en el que el conjunto del universo se encuentra en proceso de constante recreación y disolución. Por medio de su sutil vibración, un lingam oscilante puede crear un *yoni,* exactamente de la misma manera en la que un mínimo movimiento en torno a un punto fijo describe un círculo. Este movimiento es reflejo de los grandes círculos cósmicos –conformados por el desplazamiento aparente de las estrellas, los planetas y las nebulosas a través del firmamento–, así como de los fenómenos de la naturaleza. Los planetas generan círculos al girar en torno al Sol, el lingam de nuestro sistema solar, que se mueve en torno a su principio o eje central, el centro de la galaxia. No obstante, a su vez, el propio Sol gira alrededor de otras estrellas y crea por sí mismo un *yoni* o un círculo.

Se ha planteado la hipótesis de que los antiguos habitantes de la región erigieran el círculo megalítico de Stonehenge, en Inglaterra, con en fin de unir lo masculino y lo femenino y representar los ciclos cósmicos. Ciertamente, el monumento cuenta con un conjunto de piedras centrales alineadas con el Sol, pero también tuvo en el pasado un círculo exterior de piedras de arenisca azul alineadas según el círculo largo del eclipse lunar. Las propias rocas de arenisca azul fueron dispuestas en el interior de un bancal circular, que podría representar el

En los templos antiguos las agujas de piedra atraen la energía del Sol hacia la tierra para fertilizarla. Esta es una de ellas, en el complejo de templos de Karnak, en Luxor, Egipto.

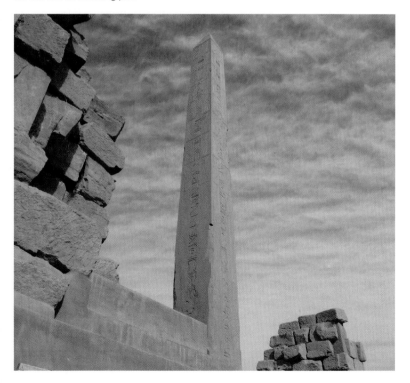

seno (útero) de la Madre Tierra. Esta unidad de lo masculino y lo femenino crea una fuerza *kundalini* (creativa). En conjunto, las energías masculina y femenina forman una espiral que se entrelaza en torno a sí misma y alrededor de la columna vertebral de los seres humanos, pero que también potencia la Tierra. Ambas fuerzas son necesarias para crear este movimiento dinámico. Según se ha postulado recientemente, la línea principal de la fuerza *kundalini* de la Tierra se desplaza desde las montañas del Himalaya, donde ha permanecido localizada durante años, desde las Montañas Rocosas en Norteamérica y desde los Andes en Sudamérica. Para asentar esta fuerza en su nueva ubicación ha sido necesario un ingente trabajo de sanación de la Tierra y el proceso de asentamiento aún está en curso. La colocación de un lingam de Shiva y o la disposición de una aguja de piedra en la tierra sobre un punto de energía favorecen ese asentamiento y generan una nueva vibración.

Se dice que cada uno tiene su propio lingam en la tierra y que, en él, la impronta de su alma quedó integrada alquímicamente durante la época de la creación del lingam en el cuerpo de la Madre Tierra. El lingam actúa como una suerte de registro akásico, una forma sutil de memoria etérea en el viaje del alma. Extrae las cualidades del alma, pero también las transmite a la Tierra para contribuir a su sanación y a la activación de la nueva línea *kundalini*.

Colocación de un lingam de Shiva

Para armonizar las energías masculinas y femeninas en un determinado entorno se pueden colocar piedras alargadas a modo de columnas, puntas de cristal grandes o simbólicos obeliscos. Cuando hayas elegido tu piedra, bien mediante radiestesia, bien utilizando la intuición, escoge un lugar en el que el lingam no sea objeto de perturbaciones. Coloca su extremo plano o redondeado dentro de un anillo o en un cuenco que actúe como *yoni* receptor. Para este propósito yo suelo en emplear un anillo metálico, envuelto en un paño para evitar arañazos o rozaduras. Una vez colocado el lingam, visualiza su acción armonizadora «hacia arriba» y «hacia abajo» y la energía que irradia hacia el suelo por debajo de él.

Desintoxicar el planeta

La contaminación puede ser química (por metales pesados) o energética (ruido, calor, exceso de luz o pensamientos negativos). La disposición de una red de cristales para desintoxicar y purificar, elimina la contaminación y favorece la autorrenovación de la tierra.

Contaminación antes y ahora

La contaminación siempre ha existido en la Tierra. Los volcanes han emitido a la atmósfera emanaciones nocivas, y antiguos métodos de transformación, como el procesado de metales, eran tan contaminantes como los actuales, aunque a pequeña escala. Muestras de columnas de hielo de los glaciares de Groenlandia contienen gases de efecto invernadero asociadas a los métodos de producción de metales utilizados por los griegos, los romanos y los chinos hace 2.000 años. El curtido de pieles, con más de 9.000 años de antigüedad, también deja abundantes residuos tóxicos en suelos y aguas. La agricultura y la ganadería a gran escala producían metano. Generalmente considerados como vinculados a las actividades propias de la era postindustrial, los niveles elevados de partículas en suspensión (partículas microscópicas que irritan los pulmones) de la antigüedad son casi como los actuales, según se ve en muestras tomadas de los pulmones de momias egipcias. Durante mucho tiempo la naturaleza ha sido capaz de hacer frente a este tipo de problemas. En la actualidad, la contaminación está excesivamente extendida como para que esa naturaleza aborde por sí sola el problema, con el consiguiente riesgo para la tierra, el mar y el aire.

Hay que considerar el problema de la contaminación originada por el odio, que puede contribuir a contrarrestar los efectos de los contaminantes físicos con menos productos químicos, reciclando los residuos, etc., y esto mismo puede aplicarse a la contaminación energética. Preserva tus reflexiones y tus ideas. No te dejes dominar por los pensamientos tóxicos; lleva un cristal en el bolsillo para recordar que has de centrarte en lo positivo. Crea disposiciones de cristales que absorban la contaminación energética que te rodea y da prioridad a la transformación de los pensamientos generados por ella. Comienza con la disposición que se presenta en la página siguiente.

Disposición desintoxicante

Disposición: estrella de David compleja

Cristales: turmalina negra, halita o malaquita, cuarzo ahumado rayado o cuarzo ahumado, ojo de huracán o selenita, rodonita.

Esta disposición se puede ubicar donde haya contaminación. Sitúala sobre el terreno o en un mapa o fotografía del área que se desee sanar. También cabe la posibilidad de disponerla alrededor de una persona para ayudarla en un proceso de desintoxicación. La halita es un cristal limpiador válido para múltiples propósitos, en tanto que la malaquita resulta especialmente idónea para la toxicidad emocional o la inducida por la radiación. Para esta disposición son necesarios tres conjuntos de tres tipos de cristales distintos, cada uno de los cuales consten de seis piezas. Limpia los cristales antes de comenzar (v. páginas 19-21).

1. Sostén en tus manos el primer grupo de cristales y conságralos a la desintoxicación de la tierra.
2. Colócalos formando una estrella, con uno en cada una de las puntas (v. página 45). Completa el circuito con una varita de cristal.
3. Consagra el siguiente conjunto de cristales y úsalo para crear una estrella en el exterior de la primera. Completa el circuito con una varita.
4. Consagra el tercer conjunto de cristales y úsalo para crear una tercera estrella situada entre las dos primeras. Completa de nuevo el circuito con una varita.
5. Usa tu energía mental para visualizar cómo la estrella «se activa» e irradia su energía desintoxicante hacia el exterior a la tierra, absorbiendo la contaminación energética y transmutándola.
6. Coloca un cuarzo ahumado grande, rayado o no, en la parte inferior de la disposición para anclarla a la tierra (v. página 96).
7. Coloca un ojo de huracán o una selenita en el centro y un anillo de rodonita alrededor del conjunto, para favorecer la regeneración.
8. Deja la disposición colocada el mayor tiempo posible, limpiándola con regularidad. Es necesario añadir otros cristales o incorporar nuevas estrellas a la disposición según pasan los días. Para decidirlo, guíate por tu intuición

Fundamentos de la limpieza y la recarga de la Tierra

La disposición de los cristales directamente sobre el terreno, sea este pedregoso, herbáceo, arenoso, rocoso, boscoso, baldío o fértil, es una excelente manera de inyectar energía sanadora en la Tierra y de aplicar el poder del Sol y de la Luna para purificarla y fecundarla, estimulando el mayor desarrollo y la abundancia. Esta colocación directa resulta particularmente eficaz en los lugares que tienen connotaciones sagradas.

Elección de una disposición: ¿qué piedras utilizar?

Cualquiera de las disposiciones de cristales que se presentan en este libro se puede establecer directamente sobre el terreno con el fin de proceder a la limpieza y la recarga de la tierra. Emplea la radiestesia (v. páginas 22-23) o utiliza tu propia intuición para elegir la más adecuada para ti. Cuando las piedras se disponen en un emplazamiento sagrado, el guardián del espíritu del enclave ayudará a realizar la elección. Si tu intuición te dice que una disposición diferente de las mostradas en el libro funcionará mejor, no lo dudes: opta por ella.

Para determinar qué cristales son los más idóneos para tu disposición en concreto aplica cuidadosamente técnicas de radiestesia o solicita la mayor orientación que sea posible. Recuerda que los cristales más apropiados cambian para cada disposición y *en función de la persona que los coloca*. Asegúrate de haber limpiado tus propias energías y de que estas se encuentren en su estado óptimo antes de iniciar el trabajo. Aporta solo energía positiva a la tarea y mantén en calma tus pensamientos y tus emociones. Presta atención a evitar las afirmaciones negativas, la palabrería banal o los pensamiento tóxicos cuando estés cerca de la disposición de los cristales, que pueden captar y amplificar la negatividad. Es importante mantenerse siempre positivo.

Por último, comprueba el estado de los cristales y límpialos cuidadosamente cada vez que los dispongas. La colocación de cristales

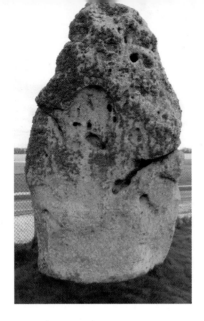

Imagen de la piedra talón de anclaje de Stonehenge. Resulta singular el perfil de «rostro malhumorado» (simulacro), que se aprecia en la roca. La carretera que pasa por detrás de la misma, que, obviamente, no estaba allí cuando el círculo fue erigido, corta el flujo de energía del círculo, que requiere una reconexión constante.

extraños o «sucios» en una de estas ordenaciones no solo puede alterar su equilibrio, sino que también es posible que incorpore energías inapropiadas o contaminadas que repercutan en su efecto.

Anclaje de la disposición

De la misma manera que una piedra talón fija la energía de un círculo megalítico al entorno (como sucede en Stonehenge), una disposición se beneficia de contar con una piedra de anclaje situada a cierta distancia de ella. Entre las piedras de anclaje más habituales cabe mencionar el granito, el sílex, las rocas con alto contenido en cuarzo o el cuarzo lácteo (blando opaco). Para esta tarea también se utilizan cristales grandes de cuarzo ahumado o cuarzo elestial ahumado.

DISPOSICIONES DE EXTERIOR

- Activa los chakras de las palmas de las manos (v. página 24-25) y el dantien (v. página 29) antes de comenzar.
- Limpia las piedras y afirma tu intención.
- Utiliza radiestesia o tu propia intuición para elegir la localización de la disposición exterior.
- Coloca de forma provisional las piedras en red en el suelo y a continuación utiliza un palo o una regla sobre una fotografía (teniendo en cuenta la distorsión propia de la cámara) para comprobar que las líneas de irradiación están rectas. Ajusta su posición si es necesario.
- Une las líneas de la red, si lo consideras oportuno.

Solsticio de verano de 2013 y disposiciones de «superluna»

Disposición: variante de la disposición en rayos de Sol (v. página 51)

Cristales: lingam de Shiva, cuarzo elestial ahumado, sílex, lemuriano, citrino, selenita, granito, yeso

Aplicación práctica: recarga del paisaje

Dado que el solsticio de verano de 2013 fue seguido de inmediato por una «superluna», fenómeno que se registra cuando la Luna está a menor distancia de la Tierra y su energía es particularmente potente, quise utilizar las energías generadas en tal situación para recargar el que considero mi lugar sagrado local. La primera alineación quedaba enfrentada a la puesta de Sol de mediados del verano previa al solsticio y coincidía con una de las doce líneas de irradiación solar en el *henge* de Knowlton, estructura arquitectónica prehistórica formada por una excavación en terreno yesoso en forma de círculo. El *henge* de Knowlton es perfecto para conformar una batería de energía destinada a la sanación de la Tierra. La intención era cargar las piedras con la energía del Sol y trasladarlas a la mañana siguiente para establecer una disposición que fertilizara la zona circundante.

Disposición en el *henge* de Kwolton. La piedra de anclaje para esta red era un grueso fragmento de siderita situado en la iglesia que se alzaba detrás de ella.

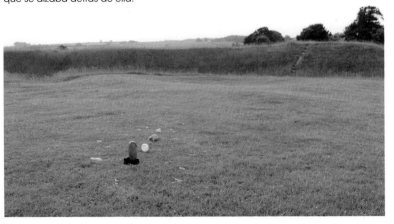

Paseé por el *henge* para percibir el lugar en el que la disposición deseaba ser colocada. Sentí un intenso hormigueo en los pies cuando llegué a la línea situada al oeste en relación al Sol poniente. Primero dispuse una línea recta. El punto focal del lingam de Shiva se convertiría en el centro de la disposición de la salida del Sol en el solsticio del día siguiente. Las energías pasaban a través de una gran pieza de elestial ahumado, que las purificaba, y de una bola de citrino, que las revitalizaba, antes de quedar almacenadas en el lingam. El cuarzo elestial ahumado también actuaba como purificador de la red y su efecto de limpieza de las energías terrestres del *henge* pasaba a través de cuarzos lemurianos, irradiando a partir de la alineación central.

Tras haber refertilizado el área mediante la disposición centrada en el lingam de Shiva al día siguiente, quise canalizar la energía de la «superluna», con el fin de abordar una nueva regeneración. La disposición no podía colocarse en Knowlton, ya que el lugar bullía de gentes que acudieron a contemplar y celebrar el extraordinario fenómeno lunar. Así que decidí colocar la correspondiente disposición en mi jardín, bajo el cual hay una gruesa capa de yeso. Se encuentra en la línea ley que une Knowlton con la terminación del llamado *cursus* de Dorset, la ruta ritual más larga y antigua de Inglaterra, por lo que el él la energía se irradia a través de la red energética correspondiente. Coloqué la disposición frente a una estatua de Buda, que quedaría

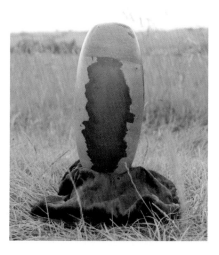

Un lingam de Shiva conformaba el centro focal de las disposiciones para la puesta de Sol previa al solsticio y el amanecer del día del solsticio.

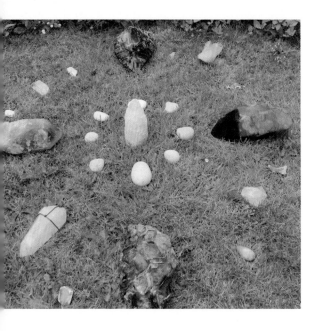

La disposición
de la «superluna»
en el jardín
de la autora,
preparada para
su ajuste.

inmersa en la luz de la gran Luna llena. Grandes puntas de cuarzo ahumado, elestiales ahumados y piedras locales de sílex azul y amarillo captaban y limpiaban las energías negativas. En el centro una torre lunar de selenita aportaba a la disposición luz pura, que era irradiada al exterior por las puntas de cuarzo. El cuarzo ahumado con la punta orientada hacia dentro tenía la misión de atraer la energía, mientras que el cuarzo transparente con la punta orientada hacia fuera canalizaba y proyectaba esa energía de nuevo al exterior. Una «cabeza de dragón» de piedra Preseli azulada colocada detrás del Buda anclaba la red y la conectaba a su vez a la red de Stonehenge, que se encontraba a pocos kilómetros de distancia.

Haz que la disposición trabaje para ti

Puedes emplear el mismo método para colocar una disposición directamente orientada a hacia la tierra. Si resulta apropiado, emplea la radiestesia para determinar la alineación y la posición de los cristales, aunque, a medida que desarrolles más intensamente tu intuición en lo que respecta a los cristales, podrás conocer por medio de ella dónde colocarlos y saber si una disposición está alineada y plenamente activa.

Sanación de la tierra sobre el mapa

La colocación de cristales sobre un mapa o sobre una fotografía siguiendo un patrón geométrico transfiere la energía de esos cristales al área geográfica real por medio de un proceso de resonancia. La disposición no tiene que ser grande para resultar eficaz y se puede dejar colocada durante mucho tiempo. Para transferir sanación a todo el planeta se puede usar asimismo un mandala (diagrama geométrico sagrado) sanador de la Tierra.

Disposición de cristales sobre dos dimensiones

Los mandalas son multidimensionales y generan una gran cantidad de energía, pero la colocación de cristales sobre un mapa o sobre una imagen de la Tierra con el fin de crear una geometría sagrada es igualmente efectiva. La ordenación de los cristales hace que se entrelace una red de múltiples capas alrededor de la Tierra, destinada a encauzar la sanación hacia cualquier lugar en la que sea necesaria. Para determinar qué disposición es la más idónea puedes recurrir a la radiestesia (v. páginas 22-23) o bien crear tu propio mandala. Coloca los cristales apropiados en cada uno de los puntos para asentar una mayor cantidad de energía dimensional y para proporcionar equilibrio a la Tierra. Una vez situados los cristales sobre el mandala, la fotografía o el mapa, percibe conscientemente que formas parte de un todo, parte de la entidad viva que es la Tierra. Tú eres uno de sus hijos. Siente igualmente la conexión cósmica a fin de atraer la energía universal que potencia el proceso de sanación. Expresa la intención de que los cristales sanen la Tierra y le den soporte. Al colocar cada uno de los cristales siente cómo vibra la energía en los chakras de las palmas de las manos. Comunica esa energía al mapa o la imagen cuando sueltes el cristal. Al hacerlo, puedes pronunciar una oración y formular la afirmación de tu intención.

Aplicación práctica: torres de sanación

Un visionario mandala de los tesoros de la Tierra (v. página 163) fue el inspirador de uno de mis cursos de sanación, en el que se creó una disposición con centro de anandalita®, con formaciones de anandalita® de tipo espíritu que se asemejaban a dos torres. En los puntos del mandala colocamos una anandalita® Blue Flash, rodeando el cristal central con corazones de cuarzo rosa y rodonita. Creada inmediatamente después de la muerte de Osama Bin Laden, la disposición tenía la intención de liberar el lugar en el que se alzaban las Torres Gemelas, y otros, de todo el dolor y la pena que Bin Laden había causado, reemplazándolos por paz, perdón y sanación. Imaginamos que este espíritu de paz irradiaría a lo largo y ancho de los Estados Unidos y por todo el planeta. Esta disposición formaba parte en sí misma de un proceso, aún en curso, de desmantelamiento de viejas estructuras que diera paso a un nuevo nivel de conocimiento.

Algunos de los cristales empleados para crear la disposición de sanación de las Torres Gemelas.

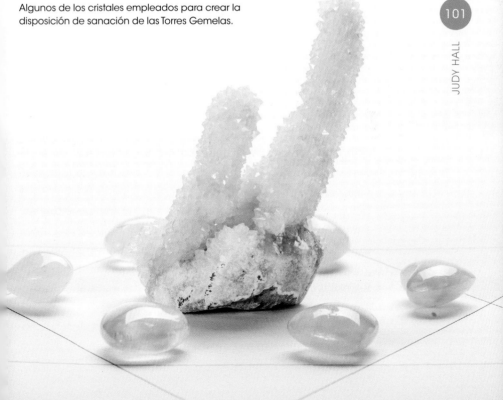

Creación de armonía

La disposición en lemniscata desciende la energía cósmica de alta vibración, atrayéndola para que confluya con la propia energía de la Tierra. Transmuta esa energía terrestre y le infunde una nueva frecuencia, que limpia y purifica. Úsala para actuar sobre áreas delimitadas o sobre todo el planeta, con un mapa. Recuerda que has de limpiar los cristales (v. páginas 19-21) y activar tu dantien (v. página 29) antes de comenzar.

Disposición de armonización de la tierra

Disposición: lemniscata (v. página 48)

Cristales: selenita y aragonito marrón, o cualquier combinación de cristales de alta vibración y vibración terrestre; cuarzo elestial o Brandenberg ahumado; rodonita.

1. Sostén en tus manos los cristales y expresa tu intención de atraer energías cósmicas de alta frecuencia para contribuir a la sanación de la Tierra (o de un lugar específico).

2. Coloca los cristales, comenzando desde el punto central en dirección a la parte superior por el lado derecho, descendiendo a continuación por el lado izquierdo dirigiéndote de nuevo hacia el centro.

3. Coloca un cuarzo elestial o un Brandenberg ahumado en el punto central de la figura de ocho a fin de atraer la energía.

4. Sostén tus piedras de alta vibración y manifiesta tu intención de atraer energías terrestres a la Tierra o a un lugar específico.

5. Coloca estos cristales comenzando en el centro, descendiendo por el lado derecho hasta la parte inferior y ascendiendo por el izquierdo para regresar al centro y completar la lemniscata. Une todo el circuito con el poder de tu mente o con una varita de cristal.

6. Espera unos momentos antes de colocar un anillo de rodonita alrededor de la lemniscata, a modo de anclaje.

7. Deja la disposición colocada el tiempo necesario, dedicándole atención al menos una vez al día y renueva tu intención a diario.

Sanación elemental

En la antigüedad se consideraba que el mundo estaba formado por cinco constituyentes o elementos, cada uno de los cuales representaba uno de los distintos estados de la materia: tierra (estado sólido), aire (estado gaseoso), fuego (estado de plasma), agua (estado líquido) y éter (el principio esencial vivificante y unificador, el espacio en el que existían los restantes elementos).

El equilibrio de los elementos

El Enuma Elish, poema épico babilónico que narra el origen del mundo, afirma que este fue creado a partir de cinco elementos cósmicos: mar, tierra, fuego, viento y cielo. Probablemente se trata de una de las primeras fuentes conocidas en las que se hace referencia a los cinco elementos, que, por otra parte, sirvieron de inspiración a otros muchos sistemas. Con el correr del tiempo, determinadas cosmogonías prescindieron del quinto elemento, en tanto que otras adoptaban diferentes combinaciones de elementos. En la astrología, la tierra representa el cuerpo, el aire la mente, el agua las emociones y el fuego el proceso intuitivo e iniciático de la creación. La transmutación de los elementos es, por otro lado, el fundamento de la alquimia.

Aunque la existencia de los elementos parece ser unánimemente reconocida en las diversas culturas y civilizaciones del mundo, su interpretación es distinta en muchas de ellas. En la medicina tradicional china, el Feng Shui y el Ayurveda, los elementos se controlan unos a otros en un ciclo imperecedero. En el Feng Shui, al igual que en otros sistemas, también se relacionan con los puntos cardinales (norte, sur, este y oeste). Al igual que los chakras, los elementos pueden asociarse a colores determinados: la tierra es marrón o verde, el aire amarillo o gris, el fuego rojo o anaranjado, el agua azul y el éter blanco. Sin embargo, al seleccionar los cristales no es necesario emplear esta referencia de colores.

Dependiendo del lugar en el que se viva, y teniendo en cuenta que los sistemas elementales a menudo se desarrollan más allá de las condiciones locales, un determinado sistema es en ocasiones más idóneo que otro. Puedes trabajar con los elementos básicos sin necesidad de conocer el sistema local; será el sentido común el que te indique qué elemento es el propio del lugar en el que resides. En un lugar extremadamente caluroso, te hallarás bajo el dominio del fuego. En los ambientes muy húmedos el predominio será el del agua y en lugares ventosos el elemento primordial será, lógicamente, el aire. El frío puede asociarse al estado de la materia en forma sólida, la tierra, aunque también se vincula en ocasiones a una zona fértil o a un bosque. Los climas húmedos y ventosos están bajo la influencia

Esta lemniscata, en la que se emplearon selenita, malaquita, halita y rodonita, se creó para atenuar y purificar las energías que siguieron al terremoto que se produjo en Japón en 2011 y que produjo el colapso de una central nuclear como consecuencia del cual se registraron fugas de radiactividad al océano Pacífico.

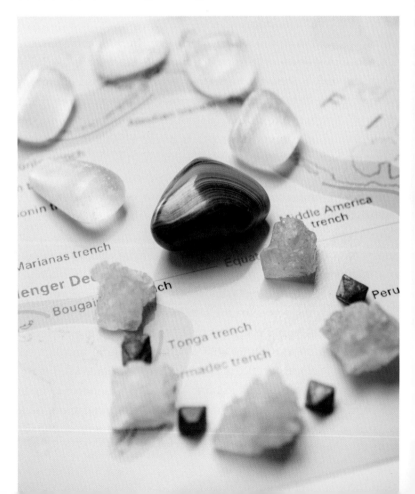

del agua y el aire, en tanto que los cálidos y secos se vinculan al fuego y el aire. Puedes utilizar cristales sintonizados con los elementos, a fin de compensar los que estén ausentes o para armonizar el conjunto de todos ellos. Por ejemplo, cuando una determinada área es propensa a que en ella se produzcan inundaciones, suele ser de utilidad contrarrestarla mediante el efecto desecante de los cristales de tierra o de aire. De manera similar, los cristales asociados a la tierra aportan abundancia y creatividad energética a los terrenos yermos, áridos o volcánicos.

Disposición de equilibrio de los elementos

Disposición: pentángulo (v. página 46)
Cristales: véase más abajo

Para generar armonía en los elementos, coloca esta disposición sobre un mapa del área en la que vivas o del mundo. Utiliza mis sugerencias o bien recurre a la radiestesia o a tu propia intuición y a tu conocimiento del entorno para seleccionar los cristales más idóneos. Coloca los cristales en el orden que se muestra a continuación y recuerda regresar en última instancia al punto 1, a fin de completar el circuito. Limpia convenientemente los cristales (v. páginas 19-21) y activa tu dantien (v. página 29) antes de comenzar.

1. Punta superior (éter). *Cristales indicados*: anandalita®, Brandenberg, lingam de Shiva, tectitas, cuarzo espíritu
2. Abajo derecha (tierra). *Cristales indicados*: turmalina negra, ojo de huracán, sílex, menalita, rodonita
3. Arriba izquierda (aire). *Cristales indicados*: fuego y hielo, diamante Herkimer, Preseli azulada, selenita
4. Arriba derecha (fuego). *Cristales indicados*: jaspe abejorro, granito, cuarzo rosa, lemurianos Tangerine Dream
5. Abajo izquierda (agua). *Cristales indicados*: aragonito azul, halita, estromatolita, cuarzo trigonal

Protección medioambiental

Los cristales infunden en el entorno energías beneficiosas y contribuyen a revertir la degradación ambiental, restaurando la vitalidad de la tierra. Lo ideal es que, para aprovechar estas energías, crees una disposición integrada por cristales lemurianos Tangerine Dream. No obstante, antes de emplear estos cristales, de extraordinaria potencia, es necesaria cierta práctica en el manejo de las energía de los mismos. Para ello, es aconsejable utilizar en vez de ellos, cuarzos mandarina, dorados o albaricoque.

Revitalización de un área: Tangerine Dreams

Los cristales lemurianos Tangerine Dream resultan absolutamente sorprendentes. El trabajo con ellos me llevó a un estado de alta vibración de tal intensidad que me fue posible percibir al utilizarlos una perspectiva global de la evolución de la Tierra –y de la humanidad–, reconociendo mi papel en ella.

Los lemurianos nos recuerdan que hemos de realizar nuestro propio trabajo y prestar atención a nuestra evolución. Asimismo, favorecen la evolución de los demás y de la Tierra, por lo que es importante ocuparse de las propias energías antes de trabajar con las disposiciones de las que forman parte. De no ser así, otras personas pueden debilitar tus energías y tú puedes deteriorar las suyas. Mostrándonos que somos seres multidimensionales, estos cristales quiebran la ilusoria percepción de autonomía de la encarnación física y nos recuerdan que el viaje de sanación no es otra cosa que la remembranza (en el sentido de vuelta a ser miembro de algo) de nuestro propio yo espiritual. Los lemurianos nos enseñan, asimismo, que el tiempo es una ilusión asociada a la encarnación física. Nos muestran cómo hemos de desenvolvernos más allá de las fronteras impuestas por dicha encarnación, en la verdadera realidad de la conciencia unitaria. Cuando forman parte de una disposición, revitalizan todos los elementos y la red de la Tierra desde una gran distancia.

Disposición revitalizante

Disposición: rayos de Sol (v. página 51)

Cristales: cuarzo ahumado o cuarzo elestial ahumado, lemurianos Tangerine Dream o cuarzo mandarina, otros lemurianos o puntas de cuarzo transparente, rodonita.

La primera vez que realicé esta disposición usé 72 lemurianos Tangerine Dream dispuestos alrededor de una calcita rayo estelar, aunque el uso de un único cristal Tangerine Dream ya da una poderosa energía. Añadí a los rayos de mi primera disposición lemurianos de cuarzo trasparente, cuarzo ahumado, citrino, cuarzo rosa y clorita, y sanadores dorados, aunque puedes reemplazarlos por puntas de cuarzo, en especial si estás iniciándote. Limpia los cristales (v. páginas 19-21) y activa tu dantien (v. página 29) antes de comenzar. Utiliza un mapa o coloca la disposición directamente sobre el terreno.

1. Coloca un cuarzo ahumado o un cuarzo elestial ahumado, grande y convenientemente consagrado, en el centro del área que deseas revitalizar. Así se extraerán y se purificarán las energías negativas.

2. Mantén los demás cristales en tus manos. Expresa tu intención de revitalizar la tierra.

3. Coloca los lemurianos Tangerine Dream en torno al cristal central en forma de rayos de Sol, o una única piedra orientada al sur.

4. Continúa disponiendo los lemurianos o las puntas de cuarzo, prolongando cada línea hasta que percibas intuitivamente, o bien establezcas mediante radiestesia, que la longitud de la línea es la idónea (las líneas no tienen que ser iguales).

5. Pasados unos minutos incorpora un cristal de rodonita al final de cada línea para estabilidad y asentar las energías.

6. Visualiza la luz de la disposición y la forma en la que emana de ella la energía que fluye hacia la tierra circundante. Deja los cristales colocados hasta que sientas que han hecho su labor. A continuación retírala cuidadosamente, quitando cada línea en el mismo orden en el que la colocaste. Deja que la impronta energética ejerza su función de recarga de energía, si lo consideras oportuno.

Atracción de más amor

La aportación de más amor enriquece a todos los lugares y a todas las personas. Una disposición en espiral de múltiples brazos puede servir para atraer un amor incondicional y universal y para irradiarlo al entorno, en un flujo continuo de paz y tranquilidad. Coloca una disposición de este tipo en centro de tu hogar, con el fin de que atraiga amor o lo irradie a las personas de tu entorno.

Amor incondicional

Los cristales nos enseñan que el amor incondicional supone abrir tu corazón al flujo de la energía universal. No establece juicios de valor ni impone condiciones; simplemente existe. No implica tampoco que haya que convertirse en «víctima» del amor. Más bien supone que no es necesario que transijas ante sentimientos que a menudo se enmascaran bajo el disfraz del amor. No debes ser manipulado, forzado o expuesto a situaciones de desventaja manteniendo actitudes reflejadas en afirmaciones como «de acuerdo, todavía te quiero». Hay que fijar los límites.

Los cristales muestran que hacer cualquier otra cosa que no sea amar incondicionalmente solo perjudica a las otras personas, dando paso a un patrón nocivo que interrumpe el desarrollo. En cambio, manteniéndote en el sereno espacio de los cristales, permaneces ajeno a lo que otras personas hacen, absteniéndote de formular juicios de valor. Contemplas el potencial de una persona, pero no la obligas a cambiar. No pretendes que alguien sea «perfecto» cuando su comportamiento no lo es, pero continúas amándola. aceptándola tal como es. Cuando amas a los demás incondicionalmente aceptas su condición humana, honrando a la vez la tuya propia. Al actuar de este modo, las situaciones nocivas se mantienen alejadas y tu atraes más amor a tu vida. Ello es válido

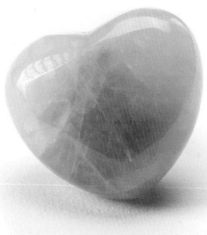

tanto para colectivos como para una única persona. Si necesitas amor no tienes que demandarlo de los demás hasta que queden exhaustos. Es preferible recurrir a los cristales. Así podrás hallar amor en lo más profundo de ti mismo y en el corazón del universo. Los cristales te proporcionan una envolvente sensación de amor y aceptación, incondicional y perdurable. Rodeándote de esa energía reconfortante, tú eres amor.

Disposición potenciadora del amor

Disposición: espiral de múltiples brazos
Cristales: cuarzo rosa, rodocrosita

Sitúa esta disposición en un lugar en el que la puedas ver a menudo. Limpia los cristales (v. páginas 19-21) y activa tu dantien (v. página 29) antes de comenzar.

1. Toma los cristales en tus manos, abre los chakras de las palmas y expresa tu intención de recibir e irradiar amor. Siente cómo responden los cristales, emitiendo instantáneamente poderosas oleadas de amor. Deja que tu corazón se llene de ese amor incondicional.
2. Lleva los cristales a tu corazón y mantenlos sobre él durante unos momentos para establecer una conexión de amor.
3. Coloca un cuarzo rosa grande en el centro de la espiral.
4. A continuación, dispón pequeñas piedras pulidas o corazones de rodocrosita y cuarzo rosa a lo largo de los brazos de la espiral.
5. Pon tu mano sobre el corazón, siéntate con serenidad y contempla la disposición con los ojos entrecerrados.
6. Cuando el amor comience a desbordar tu corazón, haz que fluya hacia todos los que te rodean. A medida que lo haces, vuelve a llenar de amor tu corazón, de modo que se establezca un continuo flujo de entrada y salida. Así estarás encarnado y personificado en el amor. Deja que este fluya también a la tierra.
7. Deja las disposición colocada el mayor tiempo posible.

Reabastecimiento de oxígeno

El oxígeno es la razón por la que florece la vida como la conocemos. Pero, según desaparecen más bosques –los pulmones de la Madre Tierra– y a medida que aumenta la contaminación que se emite al aire, más encarnizada es la lucha del planeta por conservar su biosfera. Los cristales pueden servir de apoyo energético en la salvaguarda del oxígeno generador de vida que nos rodea.

Aliento de vida

Sin oxígeno muchas formas de vida sobre la Tierra desaparecerían. Incluso en estratos profundos de la corteza terrestre, en embolsamientos de rocas sedimentarias, hay formas de vida bacterianas productoras de oxígeno. Los estromatolitos son fósiles de tres mil millones de años de antigüedad creados por las cianobacterias verde-azuladas que surgieron del caldo primigenio, responsables en parte, por otro lado, de la creación de la atmósfera terrestre. Por medio de la fotosíntesis, estas bacterias absorben dióxido de carbono y excretan oxígeno, lo que las convierte en un excelente recurso potencial para la preservación de la atmósfera actual. El jaspe Kambaba (estromatolita verde) y la estromatolita contienen una antigua energía terrestre, plena de sabiduría. Estas piedras armonizan con los ciclos del mundo natural, sintonizando los biorritmos personales con los del planeta. La estromatolita es beneficiosa para los pulmones, tanto para los del cuerpo humano como para

RESPIRACIÓN PROFUNDA

Para mejorar tu captación de oxígeno y la del planeta, toma una estromatolita colocándola bajo el ombligo y respira. Permanece de pie, con las rodillas ligeramente flexionadas, asegurándote de que te sientes bien equilibrado. Haz una inspiración lenta y profunda dirigiendo el aire hacia abajo, en dirección a la piedra, y percibe cómo el aire confluye con la energía de la estromatolita. Al espirar con lentitud, impulsa la energía generadora de vida hacia abajo, orientándola hacia la tierra sobre la que pisas. Repite la respiración cinco veces, sin pausas.

los del planeta. Medita con ella con objeto de percibir la sabiduría de la naturaleza y de hallar un guía que te acompañe en tu camino espiritual.

Disposición de aliento de vida

Disposición: pentángulo invertido (v. página 46); *Cristales*: estromatolita o jaspe Kambaba.

Para esta disposición son necesarios un mapa o una imagen de la selva amazónica o de cualquier otro lugar en el que se esté produciendo deforestación y se estén reduciendo las reservas de oxígeno. La disposición también puede emplearse para restablecer el equilibrio de oxígeno en una atmósfera contaminada. Si lo consideras más apropiado, coloca esta disposición directamente sobre el terreno en un lugar en el que no sufra alteraciones. Limpia los cristales (v. páginas 19-21) y activa tu dantien (v. página 29) antes de comenzar.

1. Toma los cristales limpios en tus manos durante unos momentos y abre los chakras de las palmas. Siente la energía de las piedras que atraviesa tus brazo y desciende hasta los pulmones. Expresa tu intención de sanar los pulmones del planeta.
2. Coloca la primera piedra en la punta inferior del pentángulo, recordando que este ha de situarse en posición invertida (de modo que la energía se asiente en la tierra).
3. Dispón los siguientes cristales en las otras cuatro puntas del pentángulo, y a continuación sitúa otros cristales en los puntos de intersección.
4. Cuando la disposición esté completa, une todo su recorrido con la mente o con una varita de cristal, a fin de cerrar el circuito y de focalizar la energía en profundidad, en dirección a los pulmones de la Tierra.
5. Respira lenta y rítmicamente durante unos momentos, en armonía con la Tierra.
6. Deja la disposición colocada durante el mayor tiempo posible para prestar apoyo al planeta.

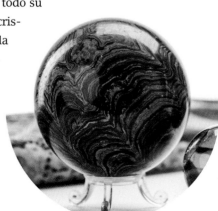

Mejora de la calidad del agua

Desde tiempos antiguos, el agua ha sido considerada como un bien intrínsecamente sagrado. Somos concebidos a partir de un fluido y, en el útero materno, flotamos en una matriz líquida. La sangre y la linfa fluyen por nuestro cuerpo. El nacimiento es anunciado por la rotura de aguas. Como indicó el fisiólogo húngaro Albert Szent-Gyorgyi: «El agua es la materia y la matriz de la vida, la madre y el medio. No hay vida sin agua».

Las aguas de la vida

El fluir del agua sobre el planeta ayuda a transportar las energías terrestres, pero también puede crear bloqueos en la red matriz de la Tierra. Cuanto más energéticamente pura sea el agua, mejor será el flujo de energía.

El primordial líquido es sensible a las emanaciones y a los pensamientos. Absorbe con rapidez las vibraciones, que a su vez pueden aplicarse para logar su sanación. El cuarzo trigonal presenta un poderoso vínculo con las mareas cósmicas y con las geocorrientes y los polos terrestres. Su energía fluye en oleadas por el cuerpo y es experimentada a distintas temperaturas en función de cada tipo corporal. Lo mismo sucede con la Tierra y su geología. Un cuarzo trigonal introducido simplemente en un recipiente metálico lleno de agua y tapado transfiere las vibraciones del cristal al agua.

Obtención de una esencia trigonal

Coloca un cuarzo trigonal en un cuenco tibetano o en un cuenco metálico de otro tipo y cúbrelo con agua natural de manantial. Golpea en el borde del cuenco para transferir instantáneamente la energía del cristal al líquido, cubriendo la superficie del agua en triángulos. Vierte este líquido cargado de energía en las aguas del río o el mar más cercano a fin de transmitir las vibraciones del cuarzo trigonal a la Tierra. Para elaborar una esencia destinada a la sanación del planeta

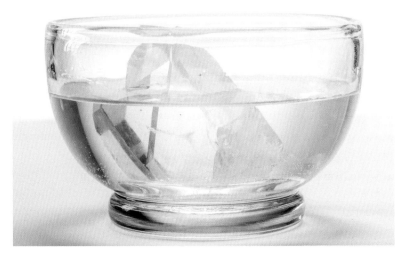

Este cuarzo trigonal se ha introducido en un recipiente de vidrio para que se aprecie el nivel que ha de alcanzar el agua (habitualmente las esencias trigonales se preparan en un recipiente metálico).

con cuarzo o con otro cristal, coloca dicho cristal en un recipiente de vidrio con agua de manantial y déjalo al Sol varias horas. Vierte esta agua en el terreno o en un conducto de drenaje, desde el que, en última instancia, llegará al mar.

Aplicación práctica: oro líquido

Tal vez recuerdes el vertido submarino de petróleo que se registró en el Golfo de México en 2010 a raíz de la explosión de una plataforma petrolífera. Esa fue la primera ocasión en la que tuve oportunidad de trabajar con cuarzo trigonal. El nuevo cuarzo expresaba un deseo de contribuir a paliar las consecuencias del vertido, por lo que lo llevé a varios de los cursos que impartí en los meses siguientes. Cada ocasión correspondía a una nueva fase de la operación de recuperación y su conexión con el agua del planeta se hizo más profunda. Pedimos a todos aquellos que dispusieran de un cuarzo trigonal que consagraran su piedra a la sanación de esta herida abierta en el planeta y a contener la hemorragia causada por ella para el mayor bien de la Tierra.

Durante el primer curso dispusimos una red que combinaba cuarzos trigonales y diamantes Herkimer y enviamos nuestra atención (es decir, nuestra energía) a la zona del Golfo. Tuvimos que cambian de lugar la disposición debido a un fuerte olor a petróleo que procedía de una caldera (que había sido instalada hace poco tiempo). Por otro lado, yo tuve un problema en el depósito de combustible de mi automóvil (diésel) cuando me dirigía al lugar en el que se impartía el curso. Era evidente que se trataba de señales del universo que indicaban que necesitábamos abordar un activo trabajo con cristales.

Comenzamos con el establecimiento de una disposición y con ejercicios de visualización para contener el efecto del vertido. Según mi visualización, el orificio submarino por el que se vertía el petróleo estaba taponado con un gran cuarzo trigonal en torno al cual se habían insertado diamantes Herkimer. Relámpagos y descargas eléctricas se desataban por doquier y reconducían el petróleo a los Herkimer (que, al igual que el crudo, están compuestos esencialmente por carbono). Los Herkimer se desplazaban a todos los lugares en los que había petróleo y lo transmutaba en una grasa dorada que podría lubricar la red matriz de la Tierra. Ballenas y delfines transportaban agua sanadora desde un punto frente a las costas de Brasil en el que convergían las cinco grandes corrientes oceánicas, y los Brandenberg conducían una poderosa energía terrestre desde sus fuentes en Namibia. Los trigonales me hicieron saber que, aparentemente, podríamos hacer que el flujo se revirtiera por sí mismo, como en las artes marciales, en las que se usa la energía del oponente para b voltearlo y derribarlo.

Cuando regresaba a casa escuché en la radio del coche que para taponar el orificio submarino del vertido se estaba utilizando «barro pesado». Pero no era suficiente. Los trigonales indicaban que esta catástrofe tenía mucho que ver con nuestra avidez de petróleo. La Madre Tierra nos había mostrado que no podemos permanecer indiferentes ante la extracción de uno de sus fluidos corporales. Este era un buen momento para recordar que los cristales extraídos respetando los principio éticos, con el debido cuidado y la pertinente consideración para con el entorno, ayudan a sanar nuestro planeta y a nosotros mismos, mientras que la destrucción indiscriminada del medio para extraerlos solo puede tener efectos catastróficos.

Dispuse una red de cristales sobre la mesa del salón de mi casa, pero resultó ser demasiado potente, por lo que preferí situarla en un lugar en el que no fuera alterada ni molestara a las personas. Inicialmente la sitúe bajo mi cama, por lo que dormía sobre ella, si bien poco después tuve que cambiar de sitio la cama, puesto que su energía me impedía conciliar el dueño. Utilicé cuarzos trigonales, junto con cristales de fuego y hielo, que contribuían a recargar la energía de la Tierra, además de amatistas Brandenberg, lemurianos y diamantes Herkimer dorados con elestiales ahumados, destinados a estabilizar la red. El conjunto quedó unificado y activado por una punta de lemuriano Tangerine Dream. La red se desarrollo orgánicamente y pronto se incorporaron a su alrededor cuarzos Nirvana y cuarzo del Himalaya de interferencia del crecimiento.

Con una singular sincronía, después de cada uno de los seminarios se anunciaba un nuevo método de taponamiento y contención del vertido que, paso a paso, comenzaba a ser lentamente controlado. Sentía que, a través de los cuarzos trigonales, nosotros estábamos participando de algún modo en el proceso. Este tipo de «pensamiento mágico» (v. página opuesta) no puede considerase de naturaleza narcisista. Antes al contrario, coopera con las más altas fuerzas y con los devas de la Tierra para conseguir el resultado deseado.

Los medios de comunicación informaban de que el petróleo estaba siendo recuperado y el vertido contenido. Sin embargo, la percepción que desprendían los cuarzos trigonales era que el proceso de limpieza y transmutación aún necesitaba de ayuda. Por ello incorporé un cristal

PENSAMIENTO MÁGICO

En psicología, el «pensamiento mágico» es un concepto negativo: considera equivocada la noción de que tus acciones influyen en el mundo que te rodea. En la sanación de la Tierra es en cambio positivo: tus pensamientos y acciones pueden en realidad tener efecto y tú puedes ser capaz de utilizar tus procesos mentales para la consecución del más alto de los bienes.

de cambio. En el siguiente boletín de noticias informaron de que había habido un huracán en el Golfo que había dispersado el crudo. ¡Todo dentro del mismo proceso!

La red continuó su evolución mientras se sucedían los cursos y yo prácticamente dejé de ocuparme de ella. No la reestructuré más. Supuse que había hecho su trabajo. En realidad su efecto había sido limitado. Posteriormente se informó de que las consecuencias del vertido habían resultado ser menores de las previstas, debido a que una nueva bacteria había «engullido» los residuos de petróleo. No pude por menos que retrotraerme a la imagen de los Herkimer y los trigonales trabajando a la vez para transmutar el crudo ¿Habrían generado energéticamente esa bacteria a lo largo del proceso? ¿O tal vez estaba ese minúsculo ser, tan pequeño como los propios cuarzos trigonales, a la espera de ser despertado en el momento en el que la Tierra lo necesitara?

Haz que la disposición trabaje para ti

Si cerca de ti hay un determinado volumen de agua contaminada o estancada, o se ha producido algún tipo de catástrofe asimilable en alguna parte del mundo, prepara una disposición en rayos de Sol con diamantes Herkimer y cuarzo, con puntas orientadas hacia dentro, en torno a un cuarzo trigonal; solo necesitarás uno. Expresa tu intención de que el trigonal purifique el agua y recargue su energía. También puedes verter una esencia trigonal en el lugar, con el fin de potenciar el efecto deseado.

Anclaje a la Tierra

Si habitas en una región volcánica o favorable a los terremotos, como ciertas partes de la cuenca del Mediterráneo o el llamado «cinturón de fuego» de las regiones del Pacífico, es probable que experimentes en ti mismo casi a diario el estrépito generado por la Madre Tierra. Los efectos perjudiciales de tal circunstancia sobre tu propio campo de energía o sobre el de la Tierra se pueden mitigar disponiendo cristales de aragonito alrededor de tu hogar. En ocasiones la Tierra solo tiene que liberar el exceso de tensión por medio de un terremoto o de una erupción volcánica. En caso de hallarte en una de esas regiones, expresa tu intención de que tenga lugar esa liberación de la energía de forma que se produzca el menor daño posible.

Estabilizadores de la Tierra

La forma de prisma del aragonito hace que sea un excelente medio de anclaje a la Tierra. Entierra un cristal en cada uno de los ángulos de tu propiedad o coloca un conjunto de ellos en una red estabilizadora en el interior de la casa, por ejemplo con una disposición de estrella de David (v. página 45). Coloca la red en el interior o en el exterior, pero siempre en un lugar en el que no se vea alterada. Utiliza cuarzo ahumado rayado en la base para anclar la energía. Esta piedra resulta particularmente útil, ya que ella en sí misma se generó bajo condiciones de enorme presión. Para resultar energéticamente eficaz, la disposición no tiene por qué ser grande, dado que transfiere su energía por resonancia con un campo energético mayor.

ADQUISICIÓN DE VIRTUD

Los cristales no necesitan ser de gran tamaño para transmitir su energía sanadora de manera eficaz. Hay una técnica sencilla que refuerza el poder de los cristales pequeños. Colócalos sobre una pieza más grande del mismo cristal y expresa la intención de que las energías entren en resonancia para actuar con su máxima potencia.

Aplicación práctica: restablecimiento de la energía en Nueva Zelanda

Una amiga que vivía en Christchurch, Nueva Zelanda, estuvo sufriendo las consecuencias de las violentas réplicas de un gran terremoto (cada año hay en ese país más de 15.000 seísmos pero aquel fue el mayor de todos). La acogedora y pacífica atmósfera de su hogar había sido alterada por el fuerte shock energético, aunque la casa en sí misma había soportado bien los tremendos temblores de la Tierra. La energía de mi amiga se había visto también sensiblemente alterada. Me contaba lo siguiente: «Toda la comunidad ha sufrido graves pérdidas en el último año y el nivel de temor ante nuevas sacudidas es insoportable. Antes de ayer, todo el perímetro de la ciudad era un esqueleto formado por huesos de edificios. Ahora es una ciudad fantasma. La réplicas son continuas en las inmediaciones de Christchurch, pero los sismólogos han alertado de la posibilidad de que se produzca otros gran temblor, por lo que todo el mundo está muy nervioso». Ciertamente, la zona entera requería calma y sanación.

Mi amiga viajó desde Nueva Zelanda a Inglaterra y vino a visitarme cuando llegó. Por fortuna yo ha acababa de adquirir dos notables piezas de cuarzo autosanado. Esas piedras tenían «montañas» grabadas de forma natural en ellas una era una versión reducida de la otra, de modo que las colocamos juntas para que la primera experimentara un proceso de «adquisición de virtud» (v. cuadro, en la página opuesta) y atrajera la energía del cristal de mayores dimensiones. Nuestra intención era que las dos piedras continuaran comunicándose incluso cuando una de ellas estuviera justo en el otro extremo del mundo. Este es el informe de los efectos de las virtudes transmitidas al cristal, una vez que mi amiga regresó a Nueva Zelanda:

«Ayer coloque el cristal cerca de un torrente de montaña que pasa frente a mi casa. Este era el lugar que estaba visualizando cuando me diste el cristal. Los alrededores están cubiertos por un denso dosel de árboles ya viejos, cuyas copas dan sombra a un terreno cubierto de ramas y hojas enredadas y entrelazadas. Los rayos de Sol se filtran a través de los árboles reflejándose en el agua. Cuando te sientas con tranquilidad y te aíslas del medio exterior, puedes escuchar aquí voces de tiempos pasados. Tan pronto como coloqué el cristal en el suelo,

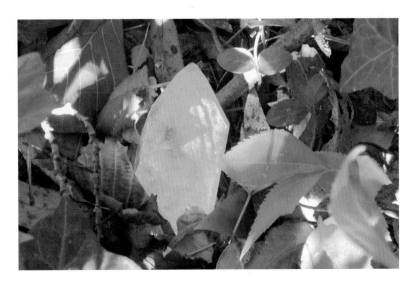

Para aplacar los temblores de tierra, este cristal fue colocado sobre el terreno, entre el denso follaje, cerca de un torrente.

entre las hojas, pareció volverse incandescente y se percibía que de él emanaba una energía viva. La cámara fotográfica no captó lo que yo observé pero sé que serás capaz de ver más allá de la propia imagen».

Como se aprecia en la fotografía, el cristal resplandecía y la energía mejoró rápidamente. Puse aparte el otro cristal, que había quedado en Inglaterra, para que hiciera su trabajo. Lo saqué al día siguiente y la piedra, que antes era blanca, había adquirido una tonalidad turbia y grisácea, lo que indicaba que debía limpiarla con más frecuencia. La saqué al exterior mientras se desataba una fuerte tempestad, la sumergí en un pozo sagrado y, más tarde, la puse al Sol para recargarla.

Haz que la disposición trabaje parta ti

Si vives en una zona que ha sido alterada por algún tipo de fenómeno terrestre, un cuarzo transparente o ahumado grande resulta útil para calmar y restaurar las energías del lugar, así como las tuyas propias. Utiliza la radiestesia o la intuición con objeto de determinar la ubicación más idónea del cristal y déjalo allí el mayor tiempo posible. Como alternativa, puedes enterrar cristales grandes de aragonito en el terreno para estabilizar la energía del área.

Sanación de traumas

Las turbulencias, los enfrentamientos, los conflictos, las muertes, los fenómenos terrestres, los accidentes graves, o incluso leves, y las experiencias personales abrumadoras pueden dejar una impronta negativa en la energía de un determinado espacio. Todos los acontecimientos, pensamientos y emociones, en especial los de naturaleza más tóxica o traumática, dejan huella allí donde se generan. Cuando otras personas, en especial las que son muy sensibles a la atmósfera que las rodea, se mueven en ese campo de energía, se ven afectadas negativamente por él, aunque es habitual que no reconozcan la causa de dicha afectación.

Cuando los lugares requieren sanación

Recuerdo cierta ocasión en la que me dirigía a Glen Coe, en Escocia, hace ya 40 años. El tiempo era sorprendentemente cálido para la época del año pero, cuando llegamos al Great Glen, sucesión de valles escoceses que atraviesa el país en dirección sudeste-nordeste, se desató una fuerte ventisca. Pensé que los escalofríos, estremecimientos y fuertes náuseas que sentía se debían al brusco cambio de tiempo, hasta que mi acompañante detuvo el coche junto a un monumento erigido en conmemoración de una batalla en la que se había producido una masacre en ese enclave tras la Rebelión Jacobita de 1692. He experimentado esa reacción muchas veces desde entonces y ahora ya sé identificar los lugares en los que ha quedado una impronta traumática en el terreno, que pide ser sanado. Tú también puedes recibir señales similares cuando llegas a algún emplazamiento en que haya algún trauma subyacente. En la página 123 se expone una disposición que resulta útil para este tipo de trabajos de sanación.

Repetición de accidentes

La repetición de los accidentes en un determinado lugar puede ser signo de que algo no marcha bien en él desde el punto de vista energético. Así, por ejemplo, puede citarse el caso de una mujer que sufrió un grave accidente de automóvil junto a un puente, en el mismo sitio en el que su hermano había muerto víctima de un disparo y en el que su primo había tenido otro importante accidente de coche. Cuando conocí la historia, al principio imaginé que sus pensamientos podían haberla conducido de manera más o menos automática al recuerdo de la pérdida sufrida al llegar a ese lugar, causando el correspondiente accidente. Sin embargo, ella me contó que en puente era conocido en la zona como punto especialmente trágico, por haber tenido lugar en sus inmediaciones numerosos accidentes y diversas muertes por causas violentas. Cuando sintonice con las energía del área, sentí que allí había una impronta claramente destructiva asentada desde antiguo y que era anterior a la construcción del propio puente. Su hermano, cuyo espíritu había quedado varado en ese espacio, intentaba atraer su atención, al igual que había intentado atraer a la de su primo cuando él sufrió su accidente.

La colocación de cristales sobre un mapa disolvió la impronta y sanó el entorno, liberando el alma de su hermano y otras que habían quedado también atrapadas en él. En este tipo de sanaciones en ocasiones hay varias capas superpuestas, por lo que puede llevar años sanarlas todas. En cualquier caso, uno de los elementos centrales en

La turmalina negra, el Brandenberg, el cuarzo espíritu y el cuarzo ahumado ayudan a disolver una impronta en la tierra o a liberar un alma perdida.

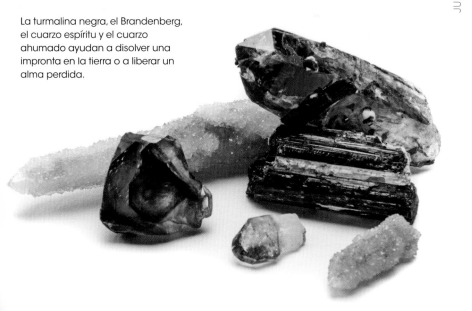

este contexto es aportar perdón tanto a la tierra como a las personas implicadas.

Disolución de una impronta

Una manera de disolver una impronta cuando esta no está muy firmemente arraigada es colocar cristales de halita embebidos en esencia Pentaltone Z14 en la tierra siguiendo una disposición en estrella de David, que limpia las energías. A continuación se dispone otra estrella de David, formando un ángulo recto con la primera, en esta ocasión con cristales de rodocrosita o cuarzo rosa en las puntas. De este modo se aportan perdón y compasión. El resultado de ello es un merkaba energético multidimensional (un tetraedro estrella formado por pirámides equiláteras de base triangular). Cuando las improntas están arraigadas más profundamente, es posible que sea necesario expandir la disposición (v. página 124).

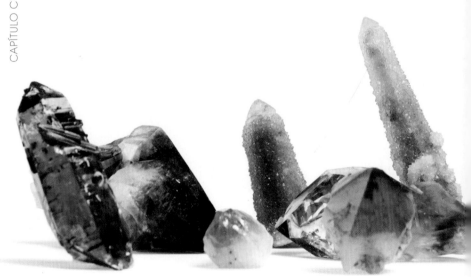

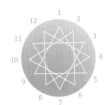

Disposición para sanación de traumas, perdón y reconciliación

Disposición: doble estrella de David (v. página 45)

Cristales: turmalina negra, cuarzo ahumado, cuarzo rosa, rodocrosita, selenita (si la tierra ha sido objeto de una maldición, coloca purpurita en el centro), rodonita

Coloca esta disposición sobre un mapa o entiérrala en el suelo. Si lo prefieres, puedes usar otros cristales que absorban negatividad y emanen perdón. Déjala para que ejerza su función tanto tiempo como sea necesario. Consulta las páginas 124-126 en caso de que en el lugar haya almas que permanezcan atrapadas en él. Limpia los cristales (v. páginas 19-21) y activa tu dantien (v. página 29) antes de comenzar.

1. Toma los cristales en las manos durante unos momentos y declara tu intención de que la disposición disuelva la impronta, sane el terreno y aporte perdón a la situación.

2. Dispón un triángulo de turmalina negra (que absorbe la negatividad) en las puntas 1, 5 y 9. Une el triángulo con la mente o con una varita. Coloca un triángulo de cuarzo ahumado (captador de negatividad) en las puntas 3, 7 y 11. Une el triángulo.

3. Dispón un cuarzo rosa (u otro generador de perdón) en las puntas 2, 6 y 10 y une el circuito. Coloca una rodocrosita u otro cristal generador de perdón en las puntas 4, 8 y 12 y vuelve a cerrar el circuito.

4. Coloca tu mano sobre el corazón y expresa la intención de que el perdón y la compasión se extiendan a todas las personas implicadas (este paso es especialmente poderoso si dichas personas tienen una conexión personal con el episodio o con el lugar).

5. Sitúa en el centro una torre de selenita grande (u otro cristal portador de luz, como la purpurita si el sitio ha sufrido una maldición).

6. Dispón un círculo de rodonita alrededor del «círculo» en el que los triángulos se intersecan. Con ello sanarán la tierra.

7. Deja colocada la disposición y límpiala regularmente (a no ser, obviamente, que la hayas enterrado).

Liberación de espíritus

Es fácil que en áreas de trauma presentes en el entorno, o en lugares en los que se entrecruzan líneas ley, hayan quedado almas atrapadas. A veces la muerte es tan rápida que la persona no percibe que su cuerpo físico ya no vive y que es en el cuerpo del alma en que ahora habita. En otros tiempos, las emociones intensas, como la ira o el deseo de venganza, una iniciativa no concluida o el deseo de recibir un entierro apropiado, podían retener a las almas entre dos mundos y evitar que siguieran su curso. No obstante, algunas almas acuerdan permanecer en un lugar para ser sus guardianas. Al abordar la liberación de espíritus, hay que tener en cuenta esta probabilidad.

Seres fantasmales y almas atrapadas

Los fantasmas son improntas que han quedado olvidadas en la Tierra y se diferencian de forma sustancial de las almas atrapadas. Como en una proyección continua de una película muda, los fantasmas reinterpretan su papel pasado una y otra vez, «embrujando» un lugar. Rara vez dañan a otros, pero pueden generar temor. La esencia Astral Clear de Petaltone aplicada a un cristal de cuarzo durante la noche suele disolverlos. Esta forma de sanación con cristales también puede atraer a la luz a un alma atrapada, si ella está dispuesta a hacerlo.

Es posible que las almas atrapadas no se aperciban de que han muerto, ya que *se sienten* vivas. Algunas simplemente desean contar su historia. En ocasiones lo único que necesitan es reconocer que el tiempo ha pasado y que ellas han de pasar también. Ciertas almas atrapadas quedan apresadas por un punto de vista o una intención obsoletos. Si puedes escuchar su historia y reconocer la manera en la que ellas la interpretan, es posible que vean a través de tus ojos y queden liberadas. Aunque se puede ayudar a las almas perdidas mediante cristales o por medio de la intuición, es preferible que el trabajo con almas afligidas o malignas quede en manos de expertos.

Cuando un grupo de almas ha quedado atrapado, se puede utilizar la red sanadora de traumas expuesta en la página 123 y rodearla de puntas de cuarzo espíritu ahumado apuntando hacia dentro. Expresa la intención de que el grupo de almas avance hacia la luz. Como alternativa, es válido también el proceso indicado en la página siguiente.

Liberación de un alma perdida

Cristales: turmalina negra, Brandenberg ahumado o cuarzo espíritu ahumado

En esta disposición es también es necesaria una vela. Busca un lugar tranquilo en el que no seas molestado, limpia los cristales (v. páginas 19-21) y activa tu dantien (v. página 29) antes de comenzar.

1. Programa un cristal de turmalina negra sosteniéndolo sobre el chakra de la palma de la mano afirmando la intención de que deseas que proteja tus energías. Cuélgatelo entre el corazón y la garganta.

2. Sujeta en una mano un cuarzo espíritu ahumado o un Brandenberg ahumado y focaliza la atención en la intención de que tus ojos y oídos interiores permanezcan abiertos para comunicarte con las energías del lugar.

3. Siéntate reposadamente y centra tu atención en evocar la presencia de seres y guías superiores que te ayuden. Abre tu corazón para permanecer en un estado de amor incondicional y compasión.

4. Expresa la intención de que el espíritu sea traído a la luz por su ángel de la guarda o por otros entes que presten ayuda. Ello resulta útil cuando el espíritu ha perdido el camino de regreso.

5. Si el espíritu es reacio a avanzar y puedes comunicarte con él, pregúntale si hay algo que puedas hacer para ayudarle. En general, la necesidad es simple y a menudo se asocia a alguna iniciativa que ha quedado inconclusa. Escribir una carta espiritual es a veces eficaz. Si puedes contribuir a que el espíritu adopte una perspectiva diferente, sobre todo si ayudas a que contemple cómo eran las cosas en el pasado y cómo han cambiado, es posible que consigas liberarlo.

6. Una vez liberado el espíritu, desconecta conscientemente y cierra tus ojos y oídos interiores. Limpia los cristales cuidadosamente antes de retirarlos.

Viaje interdimensional

En ocasiones es necesario efectuar una sanación para restaurar la red matriz de la Tierra desde un plano superior, que permita acceder a una perspectiva más objetiva y más amplia. Los cristales facilitan la percepción de haber abandonado el cuerpo para viajar a un punto en el espacio desde el que se puede contemplar todo el planeta con su red matriz energética, descendiendo después una vez realizada la sanación.

¡Arriba!, ¡arriba y más allá!

Una combinación de piedras Preseli azuladas y anandalita® ayuda a emprender el viaje desde el propio cuerpo al espacio multidimensional que nos rodea. Dispón las piedras en torno a tu cuerpo o sobre los chakras en el orden que percibas como más apropiado, o siéntate en el centro de un círculo formado por las piedras y medita sobre la proyección de energía sanadora través de los meridianos del planeta, con el fin de reparar y reconstituir las energías allí donde sea necesario. La disposición también se puede situar sobre la red matriz de la Tierra o sobre un mandala sanador de la Tierra de Walter Bruneel (v. página 163). Si no tienes experiencia en el trabajo con cristales, emplea una combinación de cristales menos potente, por ejemplo, de granito y cuarzo, hasta que domines el control del viaje interdimensional. Utiliza siempre una piedra de anclaje, como el cuarzo ahumado o el cuarzo elestial ahumado, colocándola a tus pies para regresar y reintegrarte en tu cuerpo físico.

FACILITACIÓN DEL VIAJE

La colocación de una piedra Preseli azulada sobre tu chakra soma (v. página 37) facilita el viaje al exterior del cuerpo. Dispón un cuarzo ahumado o un cuarzo elestial ahumado a tus pies para asegurar el regreso y para recordar que el chakra soma tiene un cordón unido al cuerpo de energía sutil en el que harás el trayecto. Por medio de ese cordón puedes retornar a tu cuerpo físico de nuevo.

Disposición para el ascenso al espacio multidimensional

Disposición: línea recta a lo largo de los chakras (v. página 32).

Cristales: cuarzo ahumado o elestial ahumado, anandalita® o diamantes Herkimer y Preseli azulada (o cuarzo y granito para un viaje de bajo nivel vibracional).

Esta disposición actúa en unión con la visualización. Generalmente el término «visualización» significa ver imágenes en el ojo de la mente, aunque en ocasiones no se observan tales imágenes, sino que se perciben sensaciones o se cree que el proceso está teniendo lugar a otro nivel. A veces resulta útil imaginar una pantalla en la que se proyectan las propias imágenes hasta que se controlan las etapas que conducen directamente a la experiencia. Limpia los cristales (v. páginas 19-21) y activa tu dantien (v. página 29) antes de comenzar. Una posibilidad alternativa a la disposición que a continuación se expone consiste en crear un círculo de cristales a tu alrededor.

1. Toma los cristales en tus manos durante unos momentos para entrar en sintonía con ellos. Afirma tu intención de viajar a través de las multidimensiones para sanar la red matriz de la Tierra.

2. Coloca un cuarzo ahumado o un elestial ahumado a tus pies y visualízalo como piedra de anclaje que guíe el retorno a tu cuerpo.

3. Siéntate o túmbate cómodamente (es más fácil colocar las piedras estando tumbado, pero el viaje ascendente se ve facilitado cuando se está sentado). Centra la atención en tu «tercer ojo» por encima de las cejas en el punto central entre ellas. Siente el modo en el que este se abre como los pétalos de una flor.

4. Coloca una anandalita® o un diamante Herkimer (o un cuarzo) lo más lejos que puedas llegar estirando el brazo por encima de tu cabeza. Coloca una Preseli azulada (o un granito) sobre tu chakra soma (v. página 37).

5. Siente que eres atraído hacia arriba, atravesando velozmente las paredes y techos que hay sobre ti y a través de las nubes que envuelven la Tierra. Atravesarás la atmósfera del planeta y su

cuerpo etéreo constituido por múltiples capas, hasta que puedas ver el globo terráqueo girando por debajo de ti.

6. Abre tu corazón a la frágil belleza del planeta.

7. Deja que tu ojo interno se abra y perciba la red matriz de la Tierra y el aura que rodea todo el globo. Nota los puntos en los que la red está interrumpida, distorsionada o mal alineada y los lugares en los que el aura presenta improntas u orificio nocivos, y utiliza el poder de los cristales para dirigir la sanación, restableciendo la alineación en la red y reparando el aura.

8. Siente cómo fluye la energía igual por todas las líneas, restaurando el equilibrio planetario.

9. Una vez completada la sanación, centra tu atención en el chakra soma y afirma la intención de que el cuarzo ahumado situado a tus pies te atraiga de nuevo hacia tu cuerpo. Visualiza el globo terrestre mientras se aproxima y dirígete hacia tu cuerpo físico.

10. Asienta cómodamente tu conciencia al retornar al cuerpo físico. Estira y encoge los dedos de las manos y los pies. Cierra el tercer ojo y retira la piedra Preseli azulada de tu chakra soma y la anandalita® de su ubicación situada por encima de tu cabeza. Realiza una respiración profunda y abre los ojos. Levántate despacio. Asienta firmemente las plantas de los pies sobre el suelo, a fin de restablecer la conexión con la Tierra y de asegurarte de que tu chakra raíz está abierto, para mantenerte de nuevo suavemente unido a tu cuerpo y al planeta.

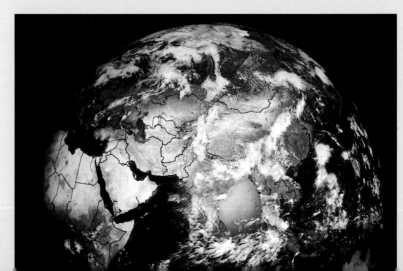

Apaciguamiento en áreas de conflicto político

Viendo las noticias en televisión, todos los días se despliegan ante nuestros ojos escenas de violentas protestas o imágenes de episodios de agitación política, ante las cuales nos sentimos impotentes e indefensos y somos presas de la ansiedad y el estrés. ¿Qué hacer? Una vez más, recurrir a los cristales. El primer paso consiste en centrar y calmar las propias energías y en focalizar la intención en los cristales programados para ayudar a restaurar la paz y el orden de la situación.

Medidas de «primeros auxilios»

Como ya he dicho antes, en el proceso de ayuda a la Tierra, es importante mantener nuestras propias energías a niveles elevados y siempre limpias. Para ello, una pieza de cuarzo rosa o un cristal ojo de huracán colocado sobre el corazón te calman instantáneamente y envían amor incondicional y paz al escenario del conflicto.

Sin embargo, no es esto lo único que puedes hacer. Coloca tus cristales sobre un mapa de la zona para apaciguar energéticamente la situación e instilar energía beneficiosa que reemplace a la negatividad. Al afirmar tu intención, en vez de proponer el resultado que tú consideras mejor, expresa una intención orientada al más alto bien de todos los afectados. A veces, la situación se resuelve de modo inesperado o experimenta una «crisis de sanación», por lo que no se debe entrar en pánico cuando las cosas parecen empeorar antes de entrar en vías de solución. Expresa la intención de que la situación se resuelva por sí misma y mantén la calma.

Aplicación práctica: no precisamente una revolución

En febrero de 2013 viajaba con unos amigos por el Nilo, en la región del Alto Egipto, en un período en el que el país estaba siendo sacudido por violentos disturbios. (v. «Light Becoming», www.judyhall.co.uk). La revolución de la llamada «Primavera árabe» no había traído consigo los esperados cambios; la crisis económica era devastadora y la población padecía grandes sufrimientos, en especial en las áreas que dependían en mayor medida del turismo. Las situaciones de riesgo para las mujeres estaban a la orden del día –un amigo inglés que se encontraba en El Cairo nos mantenía informados– y muchos jóvenes estaban desapareciendo. Por otra parte, la construcción de la Gran Presa de Asuán había modificado en su día los flujos de energía a lo largo del valle del Nilo, lo que, según nuestro parecer, había tenido efectos a largo plazo en todo el curso del gran río.

En aquellas tierras se percibía inestabilidad, por lo que era necesario proceder a una sanación en múltiples capas. En el Museo de Asuán, en el que queda registrada la evolución de la historia del Alto Egipto, procedimos a abordar la recuperación de miles de almas desplazadas de las tierras inundadas de Nubia. En el exterior del museo, un geoastrónomo miembro del equipo de las excavaciones había realineado, por medios energéticos, el círculo de piedra y el círculo del calendario originalmente ubicados en Nabta Playa. Cuando los funcionarios responsables de las excavaciones trasladaron por primera vez a los terrenos del museo esas reliquias sagradas –los primeros ejemplos de su clase encontrados en el mundo–, lo hicieron sin tener en cuenta sus alineaciones cósmicas y asociadas a la energía terrestre.

En la Gran Presa nos situamos a orillas del río y enviamos energía sanadora a todo su cauce, y a las tierras de sus riberas, utilizando mi gran Brandenberg ahumado usando de la Tierra y un cuarzo registrador amplificador arco iris transparente. Nuestro propósito era doble: sanar las aguas e intentar abocar la actual situación política a una solución que reportara el más alto bien de todos los afectados.

Repetimos la sanación del río en el Nilómetro de Asuán. Nuestro objetivo: que el río condujera la energía sanadora aguas abajo, hasta la capital de Egipto.

Sin embargo, ciertas situaciones son, podría decirse, como los forúnculos, que deben sajarse para que liberen su toxicidad antes de cicatrizar. En julio de 2013 los mortales enfrentamientos que se desencadenaron entre los insurrectos y las fuerzas gobernantes se intensificaron y supimos que el ejército había tomado el poder. Ya en Inglaterra dispuse una red de cristales sobre un mapa de Egipto, colocando cristales de ojo de huracán sobre las principales ciudades ribereñas del Nilo y rodeando las fronteras del país con corazones de cuarzo rosa. También dispuse grandes ojos de huracán en Siria, Israel y Palestina para cubrir las situaciones de conflicto en esas zonas. Añadí a la disposición piedras de los templos nubios recogidas en Asuán, y las estabilicé con cristales de cuarzo elestial ahumado y con una gran punta de cuarzo ahumado procedente del monte Sinaí (lugar sagrado focal cuyo influjo se hace extensivo a todo el Oriente medio). Coloqué la disposición en la mesa del salón de mi casa y cada día limpiaba los cristales y renovaba la expresión de la intención de que la situación se resolviera de forma rápida y pacífica.

Haz que la disposición trabaje para ti

Las piedras que yo utilicé son apropiadas para cualquier situación de conflicto político. Coloca las piedras sobre los puntos clave del país o la zona que corresponda y rodea sus fronteras con corazones de cuarzo rosa apuntando hacia el interior. Así se canaliza la energía compasiva de estas piedras hacia la capital del país o hacia la localización del conflicto. Si dispones de piedras procedentes del área, colócalas en la red para potenciar la conexión.

JUDY HALL

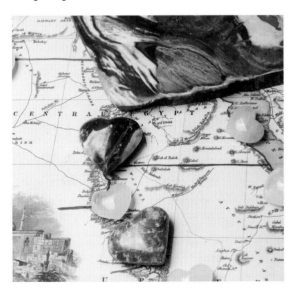

Red de ojos de huracán y corazones de cuarzo rosa dispuestos a lo largo del Nilo para proporcionar paz. Los corazones de cuarzo rosa dispuestos sobre la frontera egipcia irradian amor incondicional a todo el país.

Sanación de las abejas

Las abejas y otros insectos polinizadores son imprescindibles para contribuir al sostenimiento de la vida vegetal pero, por desgracia, están expuestos de manera constante a las amenazas impuestas por la contaminación y por los virus. Esta disposición canaliza la energía sanadora hacia las abejas.

Colocación de la disposición

Disposición: estrella de David (página 45) o flor de la vida (v. página 50)

Cristales: jaspe abejorro, Brandenberg ahumado, cuarzo ahumado opcional

Limpia las piedras manteniéndolas cubiertas por arroz integral durante toda la noche antes de utilizarlas y activa tu dantien (v. página 29) antes de comenzar. Ten en cuenta que debes lavarte cuidadosamente las manos después de manipular el jaspe abejorro, ya que contiene oligoelementos tóxicos.

1. Sostén las piedras en tus manos durante unos momentos, afirmando tu intención de contribuir a la sanación de las abejas del mundo.

2. Prepara la disposición al aire libre cerca de flores que tengan néctar abundante o dispón la plantilla de la estrella de la David cerca de una flor viva.

3. Utiliza una fotografía de una abeja, con lo que estarás expresando la intención de que las abejas necesitar ser sanadas, y utilízala como base para la disposición de los cristales en forma de estrella de David. Si se emplea una disposición de flor de la vida, sitúa la fotografía a su lado.

4. Para la estrella de David, sitúa cristales de jaspe abejorro formando un triángulo orientado hacia abajo, para atraer la energía hacia las abejas, y formando otro orientado hacia arriba, para irradiar energía a todas las abejas e insectos polinizadores del mundo. Para la flor de la vida coloca las piedras siguiendo un patrón que intuitivamente sientas que es el más idóneo.

5. Coloca un Brandenberg ahumado en el centro para imprimir una perfecta huella etérea que proporcione el máximo bienestar.
6. Emite tus deseos de sanación de las abejas. Mantén la disposición durante unas horas (coloca un cuarzo a tus pies si sientes una sensación de aturdimiento; ello te permitirá expandir tu conciencia y mantenerte asentado simultáneamente).

Haz que la disposición trabaje para ti: la flor de la vida

Si no hay flores en el lugar en el que colocas la disposición, puedes situar jaspe abejorro o citrino sobre una flor de la vida y expresar la intención de que transmita sanación a las abejas e insectos polinizadores de tu entorno o, incluso, a cualquier animal, doméstico o no, que necesite apoyo.

Si la disposición de sanación de las abejas se sitúa cerca de flores que tengan abundante néctar se verá potenciado su efecto.

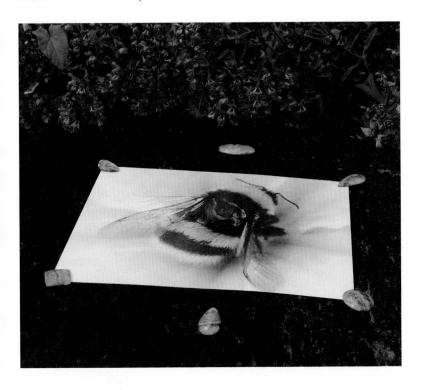

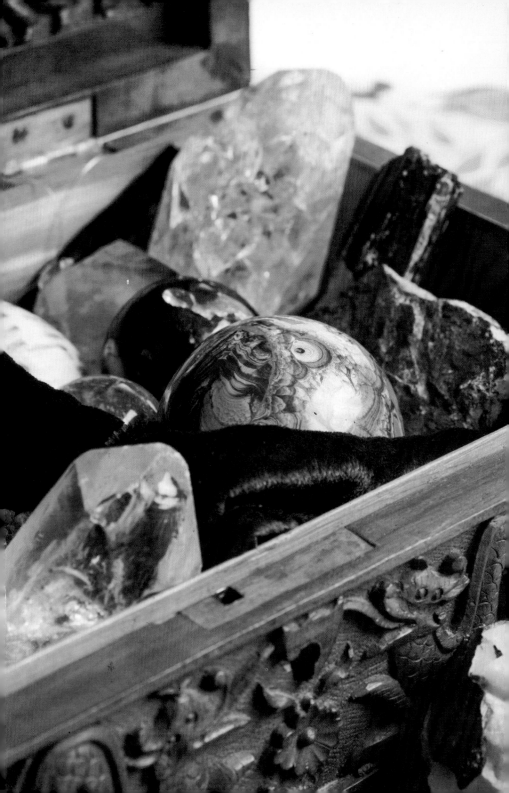

Capítulo cinco

Cristales esenciales para la sanación de la Tierra

Todos los cristales ayudan a sanar la Tierra, su hogar real. He hecho una selección de ellos, para disponer de una amplia gama de aplicaciones, frecuencias y posibilidades. Son los cristales que conforman mi conjunto de recursos para la sanación de la Tierra, entre ellos hay algunos con una excepcional capacidad de vibración y otros de naturaleza más terrestre, que asientan la sanación en el planeta o en tu propio espacio. Asimismo, hay cristales que ayudan a purificar y estabilizar las energías personales. No es necesario que gastes dinero en adquirirlos. Si no tienes una determinada piedra, aplica la energía contenida en las imágenes de los cristales que aparecen en este capítulo para realizar el trabajo de sanación. Sencillamente, coloca un dedo sobre la imagen del cristal que deseas usar y focaliza tu intención en esa imagen. O puedes colocar la página boca abajo y expresar la intención de que el cristal transfiera su energía a tu cuerpo físico, al entorno o a un mapa.

Tu juego de cristales

Un juego de cristales destinados a la sanación de la Tierra o a la limpieza de un espacio permite disponer de una amplia gama de piedras, aunque también se pueden emplear solo una o dos de las más apreciadas, si así se desea. Yo nunca viajo sin mi gran Brandenberg ahumado y sin un cristal de sílex local. Estos, junto con una selenita y un cuarzo dorado o transparente, son todo lo que he necesitado en muchos lugares del mundo.

Este catálogo se divide en dos secciones: una incluye piedras sanadoras terrestres, que asientan la energía y algunas de las cuales tienen una elevada capacidad de vibración, y una segunda comprende los cristales específicamente designados como de alta vibración, que atraen a la Tierra frecuencias de sanación dimensional más altas, pero que a menudo requieren un anclaje.

«Esta cueva mística en la que el buen dios hace acopio de todas las cosas buenas que conserva en su tesoro. De ella regresará portando en ambas manos un cúmulo de bendiciones tan numerosas como las arenas.»

Lítica (lapidario del siglo iv d.C.)

Uso del juego de cristales

El conjunto de cristales que se expone en las páginas siguientes constituye una guía que incluye algunos de los cristales con los que más me gusta trabajar, que proporciona orientación sobre sus energías sanadoras, que te ayudará a hacer tus propias elecciones, y que ofrece la oportunidad de aprovechar esas energías empleando las fotografías de los cristales si no se dispone de ellos. En cada una de las entradas se aporta información sobre sus lugares de origen, sus chakras asociados y su propósito.

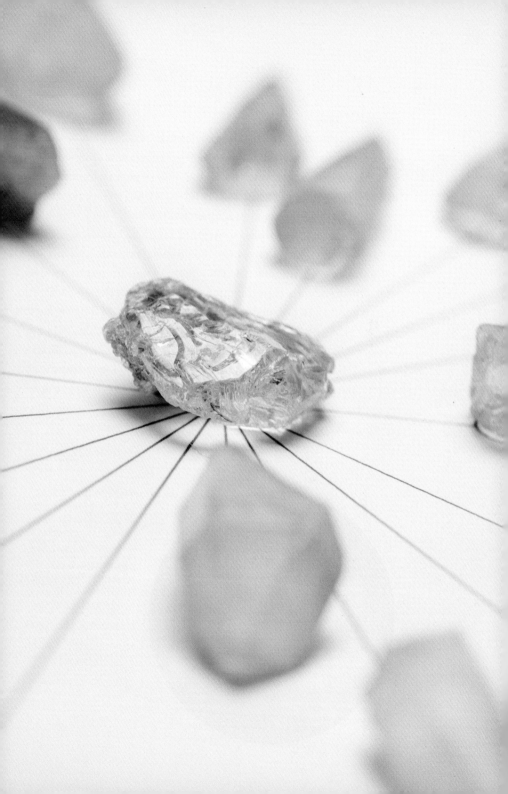

Cristales terrestres

Aragonito

El aragonito marrón, uno de los cristales más eficaces para la sanación de la Tierra, asienta y estabiliza la energía del planeta. Singularmente efectivo en las disposiciones en pentángulo (v. página 46) transforma el estrés geopático y desbloquea las líneas ley. Se puede colocar sobre un mapa para sanar las alteraciones energéticas o para restablecer el equilibrio de las energías. Concentra las energías físicas y atenúa la hipersensibilidad, a la vez que acentúa la conexión con la Tierra, ayudando a las personas que solo cuentan con un punto de apoyo en la encarnación a experimentar sensación de pertenencia. El aragonito agudiza la perspectiva en lo que respecta a la determinación de las causas de los problemas y colabora en la sanación de la línea ancestral. Las diversas variedades de color presentan ligeras diferencias en cuanto a sus propiedades de resonancia: el blanco purifica las vibraciones, el azul las refina, el lila hace que alcancen mayor nivel y el marrón las vincula a la tierra. En las disposiciones, el aragonito se combina bien con la turmalina negra, el sílex y la halita.

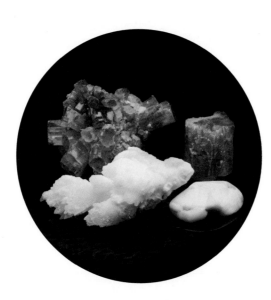

GEOGRAFÍA: Arizona y Nuevo México (Estados Unidos), España, Marruecos, Namibia, Reino Unido

CHAKRAS: entra en resonancia con la estrella de la tierra y los chakras fundamentales

PROPÓSITO: sanar la Tierra

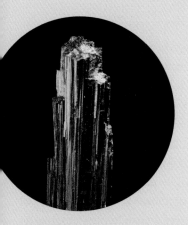

Turmalina negra

Potente purificadora y limpiadora, la turmalina negra atrae la negatividad al cristal y la bloquea, de forma que no pueda escapar. Resulta útil para crear un espacio seguro en el que vivir y trabajar. Absorbe la contaminación electromagnética y el estrés geopático, así como los malos deseos. Colocada sobre un mapa, difunde las áreas de tensión. Esta piedra favorece la «neutralidad positiva», tendiendo a convertir las situaciones de conflicto étnico o religioso en estados de aceptación y asimilación.

GEOGRAFÍA: Afganistán, África, Alemania, Brasil, Estados Unidos, Italia, Madagascar, Sri Lanka, Tanzania

CHAKRAS: entra en resonancia con los chakras de la Tierra y los fundamentales: protege a todos los chakras

PROPÓSITO: protege del daño

Jaspe abejorro

El jaspe abejorro (combinación de azufre, oropimente, cenizas volcánicas y anhidrita formada en las fumarolas de los volcanes), ayuda a que se manifieste lo imposible. Excelente recurso para la sanación de la población de la abejas del mundo (v. páginas 132-133), fertiliza las posibilidades a los niveles más sutiles. Sus intensos colores infunden energía a la Tierra y al cuerpo físico; su naturaleza efervescente puede proporcionar deleite a quien la usa.

Nota: el jaspe abejorro es tóxico, por lo que debe manipularse con atención, lavándose las manos después de utilizarlo.

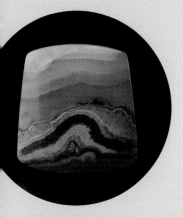

GEOGRAFÍA: Australia del norte, Indonesia

CHAKRAS: entra en resonancia con los chakras sacro y del plexo solar

PROPÓSITO: manifestar lo imposible

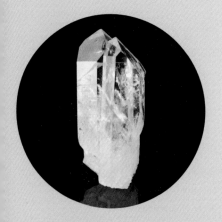

GEOGRAFÍA: distribución mundial

CHAKRAS: estimula y limpia todos los chakras

PROPÓSITO: aportar luz y purificar la Tierra

Cuarzo transparente

El cuarzo transparente, uno de los cristales esenciales en sanación, libera, conserva y armoniza la energía a todos los niveles. Coloca puntas de cuarzo sobre el terreno como «agujas de acupuntura», que eliminan los bloqueos y amplifican el flujo natural de energía a lo largo de la red planetaria, restableciendo su equilibrio. También es posible disponer piezas grandes de cuarzo para optimizar la energía donde sea necesario. El cuarzo transparente es empleado para favorecer la claridad y la decisión.

Citrino

El citrino conduce la energía del Sol y es un excelente medio de regeneración y atraer la abundancia. Cálido y creativo, irradia energía en estado puro a la red matriz de la Tierra. Ayuda a las personas sensibles a las toxinas medioambientales y a otras influencias exteriores; favorece el desarrollo de una actitud positiva, al optimismo y pensar el futuro. Anima a disfrutar de nuevas experiencias, a explorar las posibles opciones y contribuye a determinar cuál es la mejor solución para los problemas. El cuarzo *kundalini* (citrino natural originario del Congo) irradia energía *kundalini* y favorece la elevación del Chi. El citrino resulta particularmente eficaz cuando se dispone en una espiral en sentido antihorario sobre un mapa, ya que de este modo se vincula la energía del Sol al corazón de la Madre Tierra. Comenzando desde su centro, irradia energía hacia el exterior. Iniciado el proceso en la parte externa, atrae la energía hacia sí.

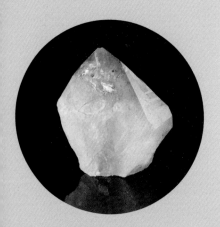

GEOGRAFÍA: Brasil, Estados Unidos, Francia, Madagascar, Reino Unido, República Democrática del Congo, Rusia

CHAKRAS: estimula el del plexo solar; purifica y alinea todos los chakras

PROPÓSITO: transmitir la prolífica luz del Sol a la Tierra

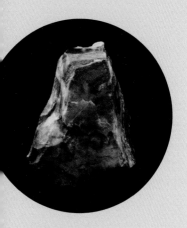

GEOGRAFÍA: Sudamérica

CHAKRAS: limpia y alinea todos los chakras, particularmente el del corazón

PROPÓSITO: mantener a toda costa un punto de equilibrio

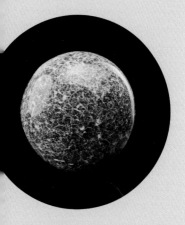

GEOGRAFÍA: distribución mundial

CHAKRAS: estabiliza la estrella de la tierra y los chakras fundamentales; limpia todos los chakras

PROPÓSITO: abrir un acceso a otros mundos

Ojo de huracán (jaspe de Judy)

Cristal al que le asignó su denominación John van Reeves, de Exquisite Crystals, al tenerlo en la mano uno se siente en el epicentro de un huracán, rodeado de un torbellino, pero en un espacio sereno y centrado. Favorece una elevación que permite obtener una perspectiva objetiva de una determinada situación, y es excelente para estabilizar la red de la Tierra y apaciguar áreas de en las que se registren situaciones de conflicto político. Puede programarse y mantenerse activo durante períodos de tiempo prolongados. Se trata de una piedra de singular belleza, con energía sanadora centrada en el corazón.

Sílex

El sílex es una piedra usada desde antiguo para acceder a otros mundos. Estabiliza la Tierra y elimina la negatividad. Interviene en los viajes chamánicos por el inframundo y está presente en las cavidades y grietas ocultas de la Tierra, para sanar y rescatar almas o reparar las líneas conductoras de energía, expulsar las energías nocivas y restablecer el equilibrio. El sílex es un excelente medio de anclaje para el asentamiento de la energía en una disposición.

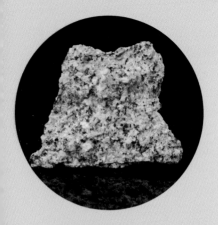

GEOGRAFÍA: distribución mundial

CHAKRAS: limpia y purifica todos los chakras

PROPÓSITO: estabilizar la Tierra y el campo de energía humano

Granito

El granito, con alto contenido en cuarzo y feldespato, es una roca paramagnética, muy resonante, que genera y conduce una potente corriente y actúa como una aguja de acupuntura. Las estructuras de granito están rodeadas por un campo de alta radiación fácilmente detectable. La piedra libera los bloqueos y garantiza el flujo uniforme de Chi alrededor de los meridianos de la Tierra o del cuerpo físico. El granito estabiliza el campo energético humano, estimulando la actividad eléctrica en las células y reforzando el sistema inmunitario. Realinea los cuerpos sutiles y crea una matriz estable para la sanación. Los antiguos egipcios lo usaban para atraer el poder de los dioses de la Tierra. Es una excelente piedra matriz para generar espacios sagrados. El granito rosa de Asuán favorece la reconexión con las vidas de los templos del antiguo Egipto y con el conocimiento esotérico de aquella civilización.

Cuarzo ahumado rayado (piedra cebra)

El cuarzo ahumado de Madagascar, muy comprimido en una matriz de feldespato, resulta muy valioso para estabilizar disposiciones y realinear las energías de la Tierra, en especial en áreas que han sido expuestas a ingentes presiones. Como todas las piedras bicolores, este cuarzo fomenta el equilibrio, la estabilidad y la madurez, y contribuye a asumir una perspectiva objetiva. Además de en Madagascar, también se encuentra en Estados Unidos, conocido como piedra cebra.

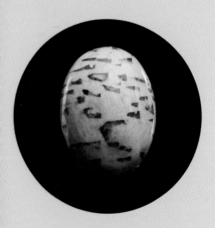

GEOGRAFÍA: Estados Unidos (donde se denomina piedra cebra), Madagascar

CHAKRAS: limpia y estabiliza todos los chakras

PROPÓSITO: estabilizar y equilibrar los meridianos de la Tierra

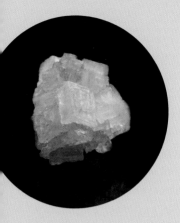

GEOGRAFÍA: distribución mundial

CHAKRAS: limpia todos los chakras

PROPÓSITO: limpiar y purificar

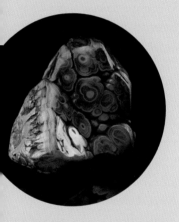

GEOGRAFÍA: Alemania, Australia, Chile, Estados Unidos (Nuevo México), Francia Unidos), Oriente Medio, República Democrática del Congo, Rumanía, Rusia, Zambia

CHAKRAS: refuerza los chakras base, del corazón, sacro y del plexo solar

PROPÓSITO: profundizar para extraer todo aquello que necesita ser transmutado.

Halita

La halita es una piedra de limpieza que purifica el área en la que se sitúa y restaura su equilibrio. Ayuda a disolver patrones obsoletos y sentimientos muy arraigados, no importa desde cuánto tiempo. Al transmutar los sentimientos de rechazo o inculpación, fomenta la benevolencia; estimula los meridianos del cuerpo físico o los del planeta e incrementa las propiedades sanadoras de otros cristales. En diversas disposiciones, extrae las energías tóxicas.

Malaquita

La malaquita mantiene afinidad con la naturaleza y las fuerzas dévicas que contribuyen a la autorregulación del ciclo de crecimiento y decadencia. Esta piedra absorbe con facilidad energías negativas y contaminantes electromagnéticos de la atmósfera, de la Tierra y del cuerpo; sobre todo la contaminación por plutonio y protege contra radiaciones de todo tipo. Conviene que esté cerca de centrales nucleares y fuentes naturales de radiación. Útil para romper lo antiguo y para inculcar un nuevo estado mental.

Nota: utiliza esta piedra en forma de piezas pulidas y lávate las manos después de hacerlo.

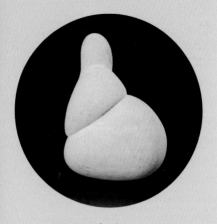

GEOGRAFÍA: África, Australia, Estados Unidos

CHAKRAS: desbloquea los chakras base y sacro

PROPÓSITO: favorecer la fertilidad y la sabiduría a lo largo de la etapas de la evolución femenina

Menalita

La menalita, poderosamente conectada con la Madre Tierra y con las antiguas diosas de la fertilidad, elimina los bloqueos de los chakras sacro y base y reconduce al útero de la Madre Tierra, para proceder a la sanación y la reconexión con el centro. Solidifica el campo de energía fundamental y mantiene suavemente en la propia la encarnación. Vinculada a los animales de poder, los devas de la Tierra y los espíritus de la naturaleza, la menalita se ha utilizado desde la antigüedad para potenciar los rituales y viajes chamánicos y para facilitar la adivinación. Reconecta con la sabiduría femenina y con la energía de las sacerdotisas. Se aplica en la reencarnación y el rejuvenecimiento de cualquier tipo.

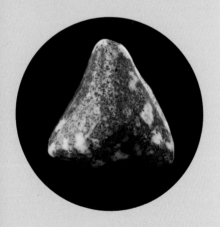

GEOGRAFÍA: colinas de Preseli en Gales y un pequeño depósito en Irlanda

CHAKRAS: entra en resonancia con los chakras alta mayor, base y soma

PROPÓSITO: facilitar el viaje chamánico y la sanación

Piedra Preseli azulada

La piedra Preseli azulada conduce la atención (la energía) a los lugares en los que la red de la Tierra necesita sanación y en los que la intervención de los cristales puede ser útil. «Sujeta» y entrelaza las líneas de los planos etéreos, de modo que la sanación se manifiesta en el entorno físico. La Preseli azulada es fuertemente magnética y realinea la red magnética, ajustando sus anomalías. Sin embargo, en ocasiones también es necesario alinearla con la red magnética norte-sur de la Tierra, a fin de aportar armonía. Si sientes incomodidad cuando la estás utilizando, cambia tu posición y la de la piedra hasta que sientas que estás alineado con ella. La Preseli azulada ayuda a reconectar con el conocimiento ancestral de la sanación de la Tierra.

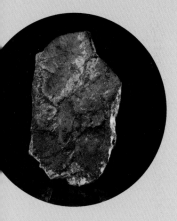

Purpurita

Excelente piedra de protección, la purpurita previene las interferencias psíquicas y desplaza los patrones de creencias obsoletos. Erradica las maldiciones y favorece el progreso, dando energía positiva; estimula las percepciones espirituales y asienta los cambios de energía, ajustándolos a la vibración de la Tierra.

GEOGRAFÍA: Australia Occidental, Estados Unidos, Francia, Namibia

CHAKRAS: estimula el chakra corona

PROPÓSITO: liberar cualquier tipo de bloqueo

Rodocrosita y perumar® (rodocrosita azul)

La rodocrosita genera compasión y amor por uno mismo, expande la conciencia e integra la nueva información en el mundo material. Ayuda a afrontar la verdad sin juicios de valor, revelando la función de cada uno. Sana el pasado con suavidad, liberando de las emociones y experiencias tóxicas e inculca una actitud positiva ante la vida. Favorece la prestación de servicio al planeta y a todos los que lo habitan. Y la piedra perumar® vincula con la antigua sabiduría de los incas, presente en sus lugares sagrados de los Andes. La piedra tiene pequeños defectos, que recuerdan que hemos de perdonar y mostrar compasión por las imperfecciones, en nosotros y los demás. Potencia las perspectivas positivas ante el futuro y contribuye a que el *kundalini* de la Tierra se asiente en su nueva orientación hacia los Andes.

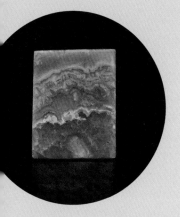

GEOGRAFÍA: rodocrosita: Argentina, Estados Unidos, Perú, Rumanía, Sudáfrica, Uruguay; perumar®: Perú

CHAKRAS: da apoyo a los chakras del corazón y del corazón superior; limpia los chakras base y del plexo solar

PROPÓSITO: instilar amor

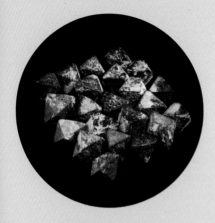

GEOGRAFÍA: Estados Unidos, Madagascar

CHAKRAS: limpia y neutraliza todos los chakras

PROPÓSITO: sanar la Tierra

Rodonita

Aunque suele presentarse en piezas de pequeño tamaño, la rodonita es una piedra sanadora de la Tierra extremadamente potente, en especial cuando se dispone sobre mapas. Potencia los efectos de otros cristales. Dado que no necesita limpiarse a menudo, puede simplemente dejarse colocada para que realice su trabajo. Según dicen, los chamanes de Madagascar la utilizan en sus rituales mágicos para que el clima sea favorable. Prueba a utilizarla contra las inclemencias del tiempo. Esta piedra, de alta energía, proporciona vitalidad al cuerpo físico o al planeta, ya que mejora el flujo del Chi a través de los meridianos

Nota: La rodonita en feldespato acelera los efectos y asienta la energía en la Tierra.

Cuarzo rosa

La serenidad del cuarzo rosa, auténtico amor cristalizado, infunde paz y armonía, calma las situaciones de conflicto y restablece el equilibrio. Es la piedra del perdón por antonomasia. El cuarzo rosa entra en resonancia con el arcángel Ariel, encargado de la protección de la Tierra. Medita tomando en tu mano una de estas piedras, a fin de proteger los pensamientos generadores de paz para el mundo, o colócala en una disposición para favorecer la regeneración y la sanación prologadas del planeta.

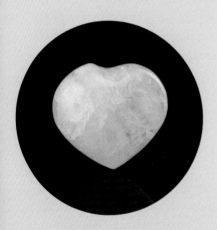

GEOGRAFÍA: Alemania, Brasil, Estados Unidos, India, Japón, Madagascar, Sudáfrica

CHAKRAS: entra en resonancia con los chakras del corazón, el corazón superior y la semilla del corazón.

PROPÓSITO: aportar a la Tierra amor y paz universales

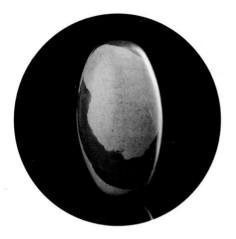

GEOGRAFÍA: lecho del río Narmada, en la India

CHAKRAS: entra en resonancia con todos los chakras, pero es especial con los chakras base, estrella de la Tierra y sacro

PROPÓSITO: purificar y santificar un espacio y reseñar las dualidades

Lingam de Shiva

Según la antigua tradición, la matriz de cuarzo criptocristalino a partir de la cual se forma el lingam de Shiva fue creada por el impacto de un meteorito sobre el planeta, lo que implicaba la unión de la Tierra y el cielo. Las bandas rojas son de hierro de origen meteorítico y la piedra también contiene calcedonia, goetita, ágata y basalto. Asociado a la conciencia del alma recogida en el lecho del río Narmada, el lingam de Shiva puede implantarse en los puntos de acupuntura de la Tierra o bien puede erigirse en un altar, para proteger y santificar el hogar. Amplificador cósmico y etéreo, el lingam de Shiva está imbuido de vitalidad y Chi y estimula la energía *kundalini* de la Tierra o del cuerpo físico. Activa todos los chakras, tanto humanos como globales. Potenciando la sensación de comunidad y perdón, un lingam induce unidad ante la diversidad, la separación o el conflicto. Facilita asimismo la transformación, eliminando los patrones obsoletos y abriendo vías a una nueva vida. Tradicionalmente usada para mejorar la fertilidad, esta piedra ayuda a sentirse identificado con la propia encarnación y su manifestación creativa divina simboliza la danza del cosmos y de sus polaridades, es decir, la interacción del *yin* y el *yang*, del cuerpo y el alma, de todos aquellos procesos internos y externos que mantienen el planeta y el cuerpo humano en perfecto equilibrio. Los lingam son portadores de las energías elementales de tierra, agua, viento y fuego. Los de basalto negro, poco abundantes, tienen un poderoso efecto protector.

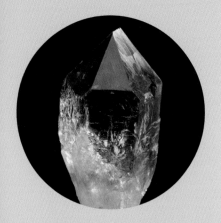

GEOGRAFÍA: distribución mundial

CHAKRAS: entra en resonancia con los chakras base y estrella de la Tierra.

PROPÓSITO: conectar a la tierra y limpiar (es una de las piedras más eficaces a estos efectos)

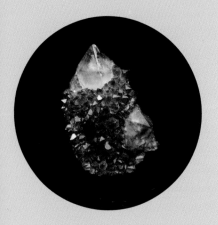

GEOGRAFÍA: Sudáfrica

CHAKRAS: limpia y unifica todos los chakras

PROPÓSITO: unir

Cuarzo ahumado

El cuarzo ahumado, excelente medio de conexión a la tierra y purificación, absorbe las energías negativas y las transmuta. Se emplea como anclaje de las disposiciones de cristales y eleva asimismo las vibraciones del área circundante. Bloquea el estrés geopático y estimula las percepciones y la sanación de la Tierra. Al ayudar a pasar de los estados de la mente alfa y beta, facilita el viaje consciente.

Cuarzo espíritu

El cuarzo espíritu irradia energía de alta vibración, mientras su núcleo se concentra firmemente en una sanación que alcanza múltiples dimensiones y reprograma la memoria celular. Limpia otras piedras y estabiliza la energía terrestre en una disposición sanadora. Esta piedra te lleva al encuentro de tus antepasados y puede ser programada para la sanación ancestral. Muy beneficiosa en la sanación de la vida pasada, identifica el don de la justicia kármica en situaciones traumáticas, favorece el autoperdón y equilibra a las energías masculinas y femeninas. El cuarzo espíritu citrino libera de la dependencia de lo material, sana las energías terrestres alteradas, ayuda en los conflictos y emana perdón. Y el cuarzo espíritu amatista transmuta las carencias de energía espiritual, y disuelve con suavidad el karma y las actitudes tóxicas. El espíritu ahumado es muy protector, facilita el trabajo de liberación del espíritu, o la exploración del subconsciente, y estabiliza el desequilibrio o la contaminación medioambientales.

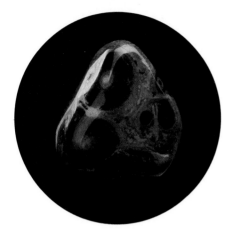

GEOGRAFÍA: Australia, Estados Unidos, Madagascar, Rusia

CHAKRAS: estabiliza todos los chakras

PROPÓSITO: aprender de la experiencia

Estromatolita y jaspe Kambaba (estromatolita verde)

Constituidos por restos fosilizados de algunas de las más antiguas formas de vida, el jaspe Kambaba (estromatolita verde) y la estromatolita tienen poder para asentar la energía y reconexión a la Madre Tierra y a los devas terrestres. La estromatolita sintoniza a las personas con los ciclos y ritmos más profundos del planeta y el mundo natural, rearmonizándolos y realineando los biorritmos personales con los de la Tierra. Orientándose directamente hacia los fundamentos destinados a generar estabilidad –física y de intención–, es beneficiosa para los pulmones, tanto humanos como planetarios. La estromatolita facilita la fotosíntesis de las plantas y aumenta la producción de oxígeno. Coloca esta piedra donde sea necesario inhalar más oxígeno o liberar el exceso de CO_2. Excelente apoyo durante los cambios en evolución, y presente en miles de millones de años de caos, catástrofes y transformaciones, la piedra instila capacidad para «seguir adelante», o para optar por no hacerlo, sin que se comprometa la propia integridad. Disponla sobre el terreno o sobre un mapa, para reparar y activar los meridianos de la Tierra, y mejorar la fertilidad, tanto a nivel planetario como en el cuerpo físico de las personas. La estromatolita actúa como vía de acceso al pasado remoto de la Tierra, ahondando en su historia y su evolución, de modo que sea posible retrotraerse para sanar el pasado, o recuperar los antiguos conocimientos, abriendo vías de acceso a la evolución establecidas por civilizaciones anteriores.

JUDY HALL

Cristales de alta vibración

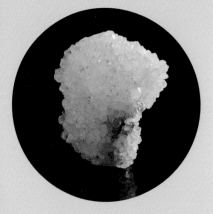

GEOGRAFÍA: India, aunque cada vez puede encontrarse con más frecuencia en otros lugares

CHAKRAS: limpia todos los chakras; activa en particular el chakra corona superior

PROPÓSITO: facilitar la evolución espiritual

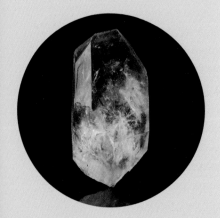

GEOGRAFÍA: Namibia

CHAKRAS: realinea y activa todos los chakras

PROPÓSITO: recuperar la perfección del mundo

Anandalita® (cuarzo aurora)

La anandalita® (cuarzo aurora), iridiscente y con reflejos irisados, mantiene unas vibraciones excepcionalmente altas y es portadora de ondas sanadoras bioescalares y de un abundante flujo de energía Chi. Se trata de un cristal con el que resulta sorprendente realizar trabajos de sanación, personal o de la Tierra. El cristal sabe con exactitud qué hacer: todo lo que se ha de hacer es sintonizar con él durante unos momentos y seguir sus instrucciones intuitivamente. Efectuando con él un barrido desde los pies hasta por encima de la cabeza y de nuevo hasta los pies, se limpian y se activan todos los chakras y se potencia la conciencia espiritual.

Brandenberg

El Brandenberg es portador de la impronta espiritual central y de *su más alto potencial*. Puede sanar un campo bioenergético personal o la biosfera de la Tierra y su red etérea. Al incrementar sus vibraciones, protege contra la interferencia psíquica de fondo. El Brandenberg ahumado elimina los implantes, las fijaciones la posesión espiritual o la influencia mental. Contribuye a la transformación consciente. Las formas ahumadas de este cristal guardián también protegen contra los ataques psíquicos, repeliendo la energía negativa y evocando las vibraciones positivas. El Brandenberg elimina los traumas obsoletos de la vida pasada y sana las alteraciones del alma, ya sea esta personal o planetaria.

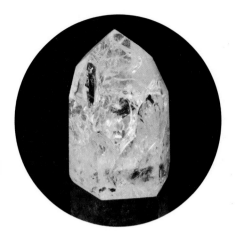

GEOGRAFÍA: Brasil (cuarzo de alta vibración brasileño originado por choque térmico)

CHAKRAS: carga de energía y alinea todos los chakras, sobre todo los superiores

PROPÓSITO: fertilizar la Tierra con la luz del Sol

«Fuego y hielo» (cuarzo arco iris)

Cristal portador de luz y de alta resonancia, el cuarzo fuego y hielo presenta numerosas fracturas, erosiones e inclusiones en su interior, lo que crea múltiples efectos irisados, y se asocia a una conciencia más elevada. Habiendo sido expuesta a choque térmico, esta es una piedra asociada a los nuevos inicios y al desarrollo profundo, rompiendo con el antiguo yo para activar el nuevo propósito del alma. La piedra de fuego y hielo, portadora de fuego cósmico y con poder para fertilizar la tierra, actúa a modo de batería de la red terrestre. Atrae la luz del Sol y la transmite a la red energética de la Tierra, infundiendo Chi por medio de la matriz cristalina y actuando como semilla para la formación de nuevos cristales. El cristal de fuego y hielo se alinea con los Andes, donde el flujo de energía *kundalini* se instaura de norte a sur, y presenta una particular resonancia con el chakra del corazón de esa cordillera.

Nota: si no se dispone de un cristal de fuego y hielo, se puede emplear cuarzo con abundantes inclusiones y efectos irisados que capten las energía del Sol.

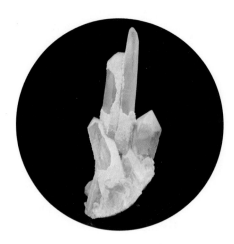

GEOGRAFÍA: el cuarzo sanador más potente –el de las piedras de los templos de Nubia– procede del área de Asuán y de la llanura aluvial del Nilo. Otras piedras de este tipo se hallan en distintas partes del mundo, sobre todo en las cadenas montañosas de Estados Unidos).

CHAKRAS: alinea y activa todos los chakras, aunque especialmente los superiores

PROPÓSITO: aportar conciencia crística a la Tierra

Cuarzo sanador dorado

Hallado en diferentes formas, que oscilan entre las transparentes y las de color blanco lechoso, el cuarzo sanador dorado, de alto contenido en hierro, registra una activación extremadamente activa y es adecuado para espacios sagrados y sanadores. Generador de una inmensa paz, a menudo se encuentra en torno a lugares sagrados en forma de piedras rodadas opacas pulidas por el agua, como las piedras de los templos nubios, o dispuesto en capas, como sucede en la potente mayanita irisada. Presenta un alto contenido en Chi y en ondas bioescalares, que crean una red sanadora, multidimensiomal en torno a un lugar del planeta o entre las células del cuerpo físico. Portador de conciencia crística, el sanador dorado purifica y recarga la energía de los chakras, erradicando de inmediato los condicionamientos mentales o emocionales que resulten potencialmente tóxicos.

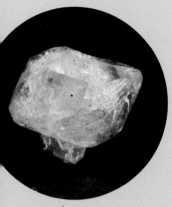

GEOGRAFÍA: Herkimers verdaderos: condado de Herkimer, Nueva York, Estados Unidos. También pueden encontrarse otros similares como los Herkimers de Arkansas o los del Himalaya.

CHAKRAS: limpian y alinean todos los chakras; activan el chakra del tercer ojo

PROPÓSITO: transmutar la negatividad en evolución positiva

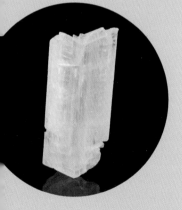

GEOGRAFÍA: Alemania, Austria, Estados Unidos, Francia, Grecia, Italia (Sicilia) México, Polonia, Rusia

CHAKRAS: activa todos los chakras, en especial los superiores

PROPÓSITO: aportar luz al mundo

Diamantes Herkimer

Los Herkimer, esenciales para las disposiciones situadas en áreas con estrés electromagnético o geopático o con alteraciones de la energía terrestre, bloquean la negatividad y la transmutan en positividad. Una disposición de Herkimers limpia los chakras en minutos; los ahumados son excelentes sanadoras para el chakra raíz (de la tierra) y la propia Tierra; los amarillos («citrinos») son magníficos limpiadores y regeneradores, en especial cuando contienen aceite del Himalaya o hierro (Herkimers dorados). Excelentes para restablecer la vitalidad.

Nota: se pueden sustituir por diamantes de Arkansas o cuarzos similares.

Selenita

Luz divina cristalizada, la selenita infunde esa luz a la red matriz de la Tierra y a los corazones de las que la habitan. Se dice que la blanca translúcida habita entre la luz y la materia, aportando una nueva vibración a la Tierra. Muy eficaz cuando se sitúa formando una disposición protectora alrededor de una casa. Un cristal grande colocado en la tierra asegura una atmósfera pacífica. Su efecto acaba cuando se moja; es necesario sustituirla de vez en cuando.

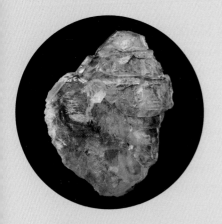

GEOGRAFÍA: distribución mundial, aunque está especialmente presente en Brasil

CHAKRAS: purifica todos los chakras; particularmente beneficioso para el chakra estrella de la Tierra

PROPÓSITO: elevar la vibración de la Tierra

Cuarzo elestial ahumado

Es una forma de alta vibración del cuarzo ahumado. Con pliegues y caras y con conexiones a la Tierra de ángeles y devas, este cuarzo resulta útil en la sanación de la Tierra, puesto que no solo absorbe y transmuta la negatividad, sino que eleva al mismo tiempo la vibración del planeta. Excelente piedra de protección, transmutación y viaje espiritual, puede mantenerse en posición períodos prolongados. Para activarla y establecer una conexión con la tierra situarlo sobre el chakra estrella de la tierra.

Lemurianos tangerine dream

Estos lemurianos albergan una vigorosa potencia. Llenos de fuerza vital, recargan la energía perdida y cambian los esquemas obsoletos, abriendo el potencial bloqueado. Para poner en marcha este cambio con rapidez hay que colocarlos sobre un área determinada de un mapa siguiendo una disposición en forma de rayos de Sol. Los lemurianos Tangerine Dream abren el acceso a la sanación del alma expandida. En realidad, todos los lemurianos abren un portal de energía a las experiencias estelares, anclando en el presente la antigua sabiduría. Sintonizando con la resonancia y las iniciaciones espirituales, renuevan el talento intrínseco y las capacidades de sanación. Para anclar la energía de alta vibración pueden combinarse con elestiales ahumados.

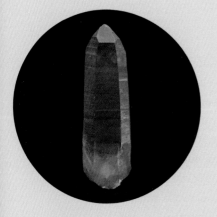

GEOGRAFÍA: Brasil

CHAKRAS: activa todos los chakras

PROPÓSITO: revitalizar la Tierra y a todos los que la habitan

Nota: si no se dispone de un lemuriano Tangerine Dream, pueden emplearse puntas de cuarzo mandarina, albaricoque o dorado.

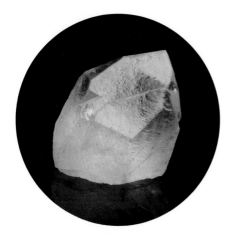

GEOGRAFÍA: cuarzo trigonal Brasil; otras variantes trigonales han aparecido en otras partes del mundo

CHAKRAS: abre los chakras corona superiores

PROPÓSITO: erradicar la guerra de nuestro planeta

Cuarzo trigonal

El cuarzo trigonal, la piedra «partera de almas» y portadora de conciencia cósmica, contiene un holograma de la potencialidad global y vincula al registro akásico. Establece un nuevo esquema en la Tierra en vez de crear uno renovado, por lo que, al utilizarlo, es en ocasiones necesario incorporar otras piedras, como Brandenbergs. Herkimers o elestiales ahumados, en disposiciones planificadas para transformar un esquema obsoleto o para introducir uno más beneficioso. Cuando se emplea uno de estos cuarzos en disposiciones personales, no deben orientarse apuntando directamente a la parte superior de la cabeza, ya que de este modo las energías se descomponen en vez de incrementarse. Alinea la piedra con precisión, de modo que pase por encima de la cabeza y a través de la estrella del alma y la puerta estelar. Esta piedra hará que te integres en el flujo y te mantengas incorporado a él. Te mostrará los puntos en los que no estás alineado con tu misión central del alma. Los trigonales tienen una conexión intrínseca con el agua y, en consecuencia, desarrollan poderosas propiedades de sanación de la misma.

Apéndice

Piedras propias de distintos países y estados de Norteamérica y conexiones con los arcángeles

La piedra propia de un país o un estado refuerza sus energías. Estas conexiones pueden incorporarse a las disposiciones sanadoras de la Tierra, bien situadas sobre el terreno o bien colocadas sobre un mapa. Muchos cristales se asocian también tradicionalmente a arcángeles, santos o días de la semana: puedes invocarlos al realizar sanaciones con ellos.

Ágata
Estados: Dakota del Sur, Kentucky, Luisiana, Maryland, Minnesota, Montana, Nebraska, Nueva York, Oregón, Tennessee
Países: Dinamarca, Panamá
Conexiones: shekhiná, arcángel Miguel

Ajoíta
Estados: Arkansas
Países: Sudáfrica
Conexiones: todos los arcángeles

Amatista
Estados: Carolina del Sur
País: Uruguay
Conexiones: san Valentín, jueves, apóstoles Judas Tadeo y Mateo, arcángel Rafael

Ámbar
Países: Francia, Italia (Sicilia), Rumanía

Aragonito
País: España
Conexión: Madre Tierra

Berilo
Estado: New Hampshire
Conexiones: apóstol Tomás, arcángeles Uriel y Zadkiel, dominios angélicos

Celestita
Estados: Pensilvania
Conexiones: celestita azul: arcángel Miguel; celestita lila (anhidrita lila): arcángel Zadkiel

Cinabrio
Conexiones: arcángel Miguel, miércoles

Cincita
País: Polonia

Cornalina
Países: Noruega, Suecia

Cuarzo
Estados: Arkansas, Georgia, Iowa
País: Suiza

Cuarzo ahumado
Estado: New Hampshire
País: Reino Unido (Escocia)
Conexiones: una de la madrugada

Cuarzo rosa
Estado: Dakota del Sur
Conexiones: enero

Cuarzo anfíbol
Conexión: arcángel Gabriel

Damburita
Estado: Connecticut
Conexión: reino angélico

Diamante
Países: Países Bajos, Reino Unido (Inglaterra), Sudáfrica
Conexiones: gema hindú de abril, arcángel Metatrón, domingo

Esmeralda
Estado: Carolina del Norte
Países: España, Perú
Conexiones: gema hindú de mayo,
apóstol Juan, arcángel Haniel,
querubines, viernes

Granate
Estados: Alaska, Connecticut (granate
almandino), Idaho (granate estrella),
Vermont (granate grosularia)
Países: Eslovaquia, República Checa
Conexiones: apóstol Andrés,
arcángeles Zadkiel y Miguel, tronos
angélicos, martes

Granito
Estados: New Hampshire, Carolina
del Norte y del Sur, Wisconsin,
Vermont

Hematites
Estado: Alabama

Iolita
Conexiones: arcángeles Gabriel y
Miguel

Jade
Estados: Alaska, Wyoming
Países: Nueva Zelanda, países de la
región del Turquestán

Jaspe
Conexiones: principados angélicos,
apóstol Pedro, arcángeles Haniel y
Saldalfón

Labradorita
Estados: Oregón
Conexiones: sábado

Lapislázuli
Países: Bolivia, Chile, Uzbekistán
(Bujará)
Conexión: arcángel Miguel

Madera petrificada
Estados: Alberta (provincia
de Canadá), Mississippi,
Washington

Morganita (berilo rosa)
País: Madagascar

Obsidiana
País: México

Ópalo de fuego negro
Estados: Nevada, Nueva Gales del
Sur (Australia)
País: Hungría

Peridoto
País: Egipto
Conexiones: virtudes angelicales,
apóstol Bartolomé, arcángel Rafael,
sábado

Piedra de Luna
Estados: Florida
Conexiones: arcángel Gabriel, lunes

Rodocrosita
Estado: Colorado

Rodonita
Estado: Massachusetts
País: Rusia

Rubí
Países: Myanmar, Tailandia
Conexiones: gema hindú de agosto,
apóstol Judas Tadeo, martes

Serafinita
Conexión: arcángel Rafael

Serpentina
Estados: California, Rhode Island

Sílex
Estado: Ohio

Sugilita
Conexión: arcángel Miguel

Piedra del Sol
Estado: Oregón

Topacio
Estados: Texas (topacio azul), Utah (topacio amarillo)
Conexiones: gema hindú de diciembre, apóstoles Santiago el Menor y Mateo, arcángeles en general y, en especial, arcángeles Miguel y Raziel, querubines, domingo

Turmalina
Estados: Maine y los demás estados de Nueva Inglaterra

Países: Brasil
Conexión: miércoles

Turquesa
Estados: Arizona, Nevada, Nuevo México
Países: Turquía, Irán
Conexiones: jueves, quinta hora del día

Zafiro
Estado: Montana (zafiro de Montana)
País: Estados Unidos
Conexiones: apóstol Andrés, arcángeles Metatrón y Zadkiel, apóstol Pablo, reino seráfico

Glosario

Amplificador: cristal caracterizado por amplificar y potenciar las energías y las intenciones; corresponde a lo que el escritor especializado en cristales Robert Simmons llama «turbocargador vibracional».

Asentamiento (o conexión a la Tierra): creación de una fuerte conexión entre la propia alma, el propio cuerpo y la Tierra.

Aura: cubierta biomagnética sutil organizada que envuelve el cuerpo físico y la Tierra.

Biosfera: conjunto de los ecosistemas de la tierra entendido como unidad auto-suficiente.

Campo biomagnético: campo magnético creado por un organismo vivo o efecto de un campo magnético sobre un organismo.

Campos de energía sutil: campos de energía invisibles pero detectables que rodean a todos los seres vivos.

Chakra: punto de vinculación energética entre los cuerpos físico y sutil. Su mal funcionamiento da lugar a estados de enfermedad o trastorno físico, emocional, mental o espiritual.

Chi (o Qi): fuerza vital que potencia la energía de los cuerpos sutiles y físicos y la del planeta.

Cristal autosanado: cristal que se ha partido o se ha fracturado y que desarrolla pequeñas puntas sobre la superficie de fractura.

Cuerpo etéreo (o etérico): contraparte sutil del cuerpo físico, que lo envuelve y con el que se interpenetra.

Devas: espíritus de la naturaleza y de otros tipos que se ocupas del cuidado de la Tierra.

Disposición: colocación de cristales siguiendo un patrón, en torno a una edificación, una persona o un lugar, para potenciar su energía o favorecer su protección.

Energía telúrica: energía generada por la Tierra.

Estrés geopático: estrés fisiológico y de la Tierra, consecuencia de las emanaciones sutiles y de los conflictos o trastornos de la energía originados por las aguas de las capas freáticas, las líneas de conducción eléctrica, ciertas características del paisaje natural, las energías terrestres negativas y otros procesos subterráneos.

Influencias mentales: efectos de los pensamientos y de las convicciones firmes de las personas sobre la propia mente o la del planeta.

Kundalini: energía interna, sutil, espiritual y sexual que se localiza en la base de la columna vertebral y que, cuando es despertada, se eleva hacia el chakra corona. También se encuentra en la Tierra.

Liberación de espíritus: ayuda para que los espíritus atrapados o afligidos abandonen el plano terrestre, siendo proyectados a otras dimensiones.

Matriz: lecho rocoso en el que se forman los cristales; las matrices energéticas se interpenetran con el planeta.

Memoria celular: memoria interna de las células que recoge actitudes, traumas y patrones previos o ancestrales, que han quedado profundamente arraigados como programas negativos de función continuada, generadores de enfermedad o que son replanteados en el presente de forma ligeramente diferente.

Meridiano: canal de energía sutil que discurre cerca de la superficie de la piel o de la Tierra.

Niebla electromagnética (electrosmog): campo electromagnético sutil, pero detectable, generado por las líneas de conducción de la electricidad y por los equipos eléctricos, que tiene efectos perjudiciales para las personas sensibles a él.

Ondas bioescalares: ondas que constituyen un campo de energía creado cuando dos campos electromagnéticos se contrarrestan entre sí. Influyen directamente en los tejidos a nivel microscópico, originando un equilibrio sanador. Las ondas bioescalares prestan apoyo a las membranas celulares a la hora de que manifiesten su potencial genético más beneficioso. Refuerzan los sistemas inmunitario y endocrino, mejoran la coherencia del campo biomagnético y estimulan la sanación a todos los niveles.

Paisaje sagrado: lugar que evoca lo sagrado y entra en resonancia con nuestro yo más profundo.

Piedra rodada: piedra en la que se han eliminado las aristas y bordes por erosión y cuya superficie ha quedado pulida.

Psicogeología: término acuñado por Richard Allen para definir la interacción entre la geología y los seres humanos y el modo en el que la mente es configurada por los procesos geológicos.

Red: Plantilla geomagnética energética que engloba toda la Tierra y que crea una matriz en su superficie, que penetra en ella.

Sanación de la Tierra: rectificación de la distorsión del campo energético o de la red de meridianos de la Tierra, causada por la contaminación, la interferencia electromagnética y la destrucción de sus recursos.

Superalmas de los cristales: término acuñado por Michael Eastwood para designar a los seres que habitan en los cristales y que actúan desde otras dimensiones. Estos seres se comunican a través del espacio, el tiempo y la distancia y mantienen la clave de nuestra evolución, que se activa cuando se establece contacto con las propias superalmas por medio de los cristales.

Viaje: experiencia consciente de abandono del cuerpo físico para dirigirse a localizaciones distantes.

Vórtice: vía de acceso de energía rotatoria, que puede ser eléctrica, magnética o electromagnética. Auque la forma plural correcta es «vórtices», en términos de energía también se habla de «los vórtex».

Recursos

Cristales

Cristales de alta vibración, sanadores y de otros tipos, especialmente cargados por Judy Hall, están disponibles en **www.angeladditions.co.uk.**

Trigonales, ojos de huracán (jaspes de Judy) y muchos otras recursos pueden obtenerse en la página *web* de John van Rees, **www.exquisitecrystals.com.**

Limpieza y recarga

Esencias para la limpieza y recarga de cristales Petaltone y Astral Clear disponibles en **www.petaltone.co.uk.**

Esencias de limpieza y recarga de limpieza Crystal Balance disponibles en **www.crystalbalance.net.**

Para más información

Para acceder a más detalles sobre la psicogeología consulta: **www.psycogeology.net**.

Los mandalas sanadores de la Tierra, el arte visionario, la sabiduría del dragón y los seres angélicos se explican en **www.walterbruneel.com.**

Spirit Release Foundation, **www.spiritrelease.com.**

School of Intuition and Healing, **www.intuitionandhealing.co.uk.**

Lecturas recomendadas

Obras de Judy Hall:

– *La Biblia de los cristales,* volúmenes 1,2 y 3 (Gaia, Madrid, 2007/2014)
– *La práctica de los cristales* (Neo-Person, Madrid, 2013)
– *Cristales para cambiar tu vida* (Neo-Person, Madrid, 2014)
– *The Crystal Wisdom Oracle* (Watkins, Londres, 2013)
– *Crystals and Sacred Sites* (Godsfield, Londres, 2012)
– *101 Power Crystals* (Fair Winds Press, Londres, 2011)
– *Crystal Practicalities* –DVD y descarga en **www.angeladditions.co.uk.**

Otras lecturas recomendadas

Coon, Robert: página *web* Earth Chakras, **www.earthchakras.org.**

Pasichnyk, Richard: *In Defense of Nature,* Writers Club Press (Lincoln, Nebraska, 2002)

– *The Vital Vastness,* volúmenes 1 y 2, Writer's Showcase (Lincoln, Nebraska, 2002)

Índice

Agradecimientos de la autora

Todo mi amor y mi agradecimiento para los fotógrafos Michael Illas, Jeni Campbell, Terrie Birch y Page Amber Smith por captar las energías y la esencia de las disposiciones con tanta maestría. A Tania Ahsan mi agradecimiento por creer en el proyecto y a Fiona Robertson por conseguir que llegara a buen puerto. El diseñador Allan Sommerville y la responsable de la edición Judy Barratt me prestaron su inapreciable ayuda para dar forma al libro y hacerlo realidad. Deseo asimismo expresar mi gratitud a los amables proveedores de cristales que, durante años, me han presentado algunas maravillosas piezas. Gracias también a Walter Bruneel por crear sus maravillosos mandalas y por permitirme utilizarlos y a John van Rees, de www.exquisitecrystals.com, por su buen criterio, su sentido del humor y, lo más importante, sus extraordinarias piedras. Tanto la autora como los editores deseamos expresar nuestro agradecimiento a todos aquellos que han autorizado la reproducción del correspondiente material sujeto a derechos de autor. Hemos prestado la mayor atención a consignar a los titulares de tales derechos, pero, en caso de que a hayamos omitido algún caso, expresamos nuestras disculpas y nos comprometemos, en caso de ser informados de ello, a introducir las pertinentes correcciones en futuras ediciones.

Créditos de las ilustraciones Todas las imágenes a cargo de Michael Illas, © Watkins Publishing. excepto las de las páginas 15, BRGM, Francia, por medio de OneGeology Maps; 43, Jeni Campbell; 67, por medio de Healing Humanity; 78, Jeni Campbell; 81, Jeni Campbell; 91, Terrie Birch; 96, Jeni Campbell; 97, Jeni Campbell; 98, Jeni Campbell; 99, Jeni Campbell; 118, Page Amber Smith; 128, MarcelClemens/ Shutterstock; 133, Jeni Campbell.

Otros títulos publicados

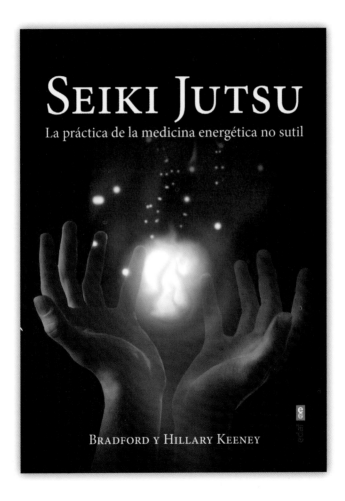

NEURO COACH

COACHING DEL ALMA
FENG SHUI DE LA MENTE

JJ LUPI

edaf